老年科普系列

# 老年常见疾病
## 中西医结合健康管理

杨礼芳　李芳　杨蓉　主编

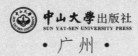中山大学出版社
SUN YAT-SEN UNIVERSITY PRESS
· 广州 ·

**图书在版编目（CIP）数据**

老年常见疾病中西医结合健康管理/杨礼芳，李芳，杨蓉主编 . —广州：中山大学出版社，2022.6

（老年科普系列）

ISBN 978 - 7 - 306 - 07505 - 5

Ⅰ . ①老…　Ⅱ . ①杨…　②李…　③杨…　Ⅲ . ①老年病—常见病—中西医结合疗法　Ⅳ . ①R592

中国版本图书馆 CIP 数据核字（2022）第 066187 号

出 版 人：王天琪
策划编辑：陈文杰　谢贞静
责任编辑：谢贞静
封面设计：林绵华
插图设计：宋礼丹　叶诗　段美　龚怡琳　李思颖　梁美诗
责任校对：袁双艳
责任技编：靳晓虹
出版发行：中山大学出版社
电　　话：编辑部 020 - 84110776，84113349，84111997，84110779，
　　　　　　84110283
　　　　　发行部 020 - 84111998，84111981，84111160
地　　址：广州市新港西路 135 号
邮　　编：510275　传　真：020 - 84036565
网　　址：http：//www. zsup. com. cn　E-mail：zdcbs@ mail. sysu. edu. cn
印 刷 者：广东虎彩云印刷有限公司
规　　格：787mm×1092mm　1/32　8.5 印张　230 千字
版次印次：2022 年 6 月第 1 版　2022 年 6 月第 1 次印刷
定　　价：55.00 元

# 序

　　我国老龄化程度正逐年加深，人口老龄化已经成为影响经济社会发展的重大问题。

　　党和国家高度重视、积极应对人口老龄化工作，将其视为构建新发展格局和推动高质量发展的必然选择。《国家积极应对人口老龄化中长期规划》明确将积极应对人口老龄化工作作为顺利建成社会主义现代化强国和实现中华民族伟大复兴中国梦的重要途径。党的十九届五中全会正式将积极应对人口老龄化上升为国家战略。《中共中央 国务院关于加强新时代老龄工作的意见》则进一步指出，有效应对我国人口老龄化，对全面建设社会主义现代化国家具有重要意义。

　　人口老龄化是贯穿 21 世纪的我国的基本国情。积极应对人口老龄化成为国家长期战略任务，我国老龄事业因而进入黄金发展时期。老龄事业领域丰富、任务繁多，涉及"老有所养、老有所医、老有所为、老有所学、老有所乐"目标的实现，事关老年人"获得感、幸福感、安全感"的满足与提升。当前，我国老龄化社会发展正面临着紧迫而复杂的新形势、新趋势：整体人口老龄化进程加快，部分区域开始出现深度老龄化，具有新时代特征的老年人口不断增长。为了应对新形势、新趋势所带来的新挑战、新问题，老龄事业被赋予新使命、新功能。为此，我国老龄事业必然要紧跟时代变化，聚焦老年人"急难愁盼"问题，创新体制机制，优化服务供给，培育新产业、新业态、新模式，大力开展适需、适用的老龄工作，积极探索一条有中国特色的积极应对人口老龄化的道路。

老年教育作为一种新兴的社会公共服务领域和教育活动类型，是积极应对人口老龄化的重要手段，是现代养老服务体系建设的重要内容。老年教育通过实施各种"育人"活动，提升老年人的综合素质，培养有追求、有担当、有作为、有进步、有快乐的新时代老年人，推动和支持老年群体继续成为维系经济社会可持续发展的"社会资源""社会财富"，从而有力地解决诸如劳动力人口减少、社会保障成本增大、社会治理压力加大等复杂的人口老龄化问题。实践证明，"养教结合""学养结合"与"医养结合"等都是践行积极老龄观、健康老龄化理念的重要举措。科普教育是老年教育的重要内容，服务于老年人科学文化素质的提升。特别是关于健康养生、食品安全、识骗防骗、智能技术等方面的科普教育，可以帮助老年人更好地享受现代社会所带来的有品质的美好生活。

广东开放大学（广东理工职业学院）长期致力于发展老年教育，积累了丰富的老年科普教育经验。该校倡导以全纳教育理念开展"健康、快乐、时尚"的老年教育，实现"学养结合、以课养心"，培养"健康老人、快乐老人、时尚老人"；根据老年人的需求和特点，形成"融合、混合、适合"的老年教育开放式课程开发和应用模式，邀请顶级名家名师，开发设计粤剧、旗袍、中医养生、中老年人健康知识、智能技术应用、旅游、摄影等特色课程；与中山大学、中山大学孙逸仙纪念医院等共同开发"基于'互联网＋'的社区居家养老监护云服务平台"，成功研制"李秘书"智能终端盒子，开展老年教育、健康评估、养生知识讲座等贴心服务；与全国知名高校、金融机构、医院、行业协会等合作，开展老年思政教育、老年金融消费、老年养生、自救互救、戏曲文化、海洋知识等优质特色资源进社区活动；成

老年常见疾病中西医结合健康管理

功获批省级重点学科"老年学"学科和设立广东省高水平专业群"智慧健康养老服务与管理专业群"，在此基础上又成功申报普通高校人文社会科学重点研究基地"粤港澳大湾区老年教育研究基地"、广东省社会科学研究基地"粤港澳大湾区智慧健康养老研究中心"和"粤港澳大湾区智慧健康养老人才培养产教融合实训基地"项目（国家发改委立项的"国家教育强国推进工程"建设项目），建设涵盖养老服务人才培养、老年教育研究实践、养老服务产教融合为一体的国家级智慧健康养老示范基地；获批立项2个省级科普教育基地"广东数字化老年科普教育基地""广东康养文化科普基地"项目。

　　为了进一步提升学校老年教育办学水平、积极应对人口老龄化国家战略，广东开放大学（广东理工职业学院）与中山大学出版社、广东高等教育出版社等出版单位达成合作，共同出版"老年科普系列"丛书。希望本丛书的出版有助于推动广东省老年科普教育在新时代背景下的高质量发展，并在全国形成一定的影响力。

2022 年 5 月

# 前　　言

　　我国人口老龄化形势日益严峻，第七次全国人口普查结果显示：60 岁及以上人口约为 26402 万人，占总人口比重的 18.70%；80 岁以上人口约为 3580 万人，占 2.54%。其中，广东省 60 岁及以上人口约为 1556 万人，占广东省总人口的 12.35%；65 岁及以上人口约为 1081 万人，占 8.58%。预计 2030 年，全国老年人口比例将达 25%，即老年人所占人口数为 3.5～4.0 亿。中国目前约有 4000 多万失能、半失能老年人，2030 年有可能超过 6000 万人，2050 年将超过 9000 万人。人口老龄化是我国当前及今后较长一段时期的基本国情。

　　2022 年，国家卫生健康委等 15 个部门联合印发《"十四五"健康老龄化规划》（以下简称《规划》）。《规划》指出，我国老年人的健康状况不容乐观，增龄伴随的认知、运动、感官功能下降以及营养、心理等健康问题日益突出；78% 以上的老年人至少患有一种及以上慢性病，失能老年人数量将持续增加。《规划》提出，要坚持健康至上，以老年人健康为中心，提供包括健康教育、预防保健、疾病诊治、康复护理、长期照护、安宁疗护等在内的老年健康服务；要普及老年健康知识，宣传维护感官功能、运动功能和认知功能的预防措施，不断提高老年人健康核心信息知晓率和健康素养水平。

　　本书旨在满足老年人的健康需求，科普相关健康知识，使老年人的健康水平不断提升、健康预期寿命不断延长。本书的撰写主要依托广东开放大学（广东理工职业学院）成功申报的广东省重点领域研发专项课题"5G＋AIoT 技术在国家智慧健康养老示范基地的研究与应用"（2020B0101130011）、广东省普通高校人文社会科学重点研究基地"粤港澳大湾区老年教育研究基地"（2019MZJD009）、广东省社会科学研究基地"粤港澳大湾区智慧健康养老研究中心"（粤社科联函〔2021〕68 号）、广东省高水平专业群"智慧健康养老服务与管理专业群"（GXPZYQ2021128）、广东省重点学科"老年学"学科（粤教科函〔2012〕12 号）等项目，并得到其经费支持。

本书插图由宋礼丹、叶诗、段美、龚怡琳、李思颖、梁美诗手绘完成，在此表示衷心感谢！

由于编者水平有限，时间仓促，书中疏漏之处在所难免，敬请读者、同行批评指正，以便日后不断完善、改进。

编者

2022 年 5 月

# 目　　录

# 第一章 呼吸系统疾病

## 第一节 急性上呼吸道感染（外感发热）

急性上呼吸道感染，简称"上感"，是指从外鼻孔至环状软骨下缘，包括鼻腔、咽或喉部急性炎症的总称。上感包括普通感冒、流行性感冒、急性病毒性咽炎和喉炎、急性疱疹性咽峡炎、急性咽结膜炎、急性咽扁桃体炎。

中医认为，凡感受风邪或时行疫毒，导致肺卫功能失调，以鼻塞、流涕、喷嚏、头痛、恶寒、发热、全身不适等为主要临床表现的外感疾病，即为外感发热。

### 一、病因和诱因

#### （一）外邪侵袭

本病是由四时不正之气太盛或时行疫毒侵袭人体所致。前者主要指人体感受的以风邪为主的外邪，在不同季节时令，风邪往往与其他当令之时气相合而伤人；后者主要指具有传染性的时行疫邪病毒，多由四时不正之气造成。

（二）正气虚弱，肺卫功能异常

外邪侵袭人体后是否发病，不但与感邪的轻重有关，还与卫气之强弱有关。

若生活起居失常、寒暖不调或劳作过度，而致卫外不固，则遇外邪侵袭易发病。

（三）病毒

70%～80%的上呼吸道感染由病毒引起，如鼻病毒、腺病毒、流感病毒。

（四）细菌

致病细菌以口腔定植菌常见，其中以溶血性链球菌最为多见。

## 二、常见证候要点

（一）风寒束表证

证见：恶寒重，发热轻，无汗，头项强痛，鼻塞声重，鼻涕清稀，或有咽痒咳嗽，痰白稀，口不渴，肢节酸痛，舌苔薄白。

（二）风热犯表证

证见：发热重，微恶风寒，鼻塞流黄浊涕，身热有汗或无汗，头痛，咽痛，口渴欲饮或有咳嗽痰黄，舌苔薄黄。

（三）暑湿袭表证

证见：恶寒发热，头重，胸腹闷胀，恶呕腹泻，肢倦神疲，或口中黏腻，渴不多饮，舌苔白腻。

（四）卫气同病证

证见：自觉发热重，烦渴，小便短赤，恶寒或恶风，或高热寒战，流涕，咽痒咽痛，头痛头胀，打喷嚏，舌红苔薄黄或黄腻。

## 三、常见症状和证候施护

（一）恶寒、发热

（1）观察体温变化及汗出情况。

（2）汗出较甚时切忌当风，并及时更衣；风寒束表者注意保暖。

（3）保持口腔清洁，鼓励多饮温开水。

（4）当体温≥38.5 ℃时，可采取物理降温，如冰袋冷敷、温水擦浴等。

（5）予刮痧，取合谷（附图 1）、曲池（附图 2）、大椎（附图 3）、太阳（附图 4）、风池（附图 5）等穴。

（二）头痛

（1）观察头痛部位、性质、程度、持续时间及伴随症状。
（2）改变体位时动作要缓慢。
（3）予穴位按摩，取太阳（附图 4）、印堂（附图 6）、百会（附图 7）、合谷（附图 1）、风池（附图 5）等穴。

（三）咳嗽、咳痰

（1）观察咳嗽的性质、程度、持续时间、规律，以及痰液的量、颜色、性状、气味等。
（2）咳嗽剧烈时取半卧位。
（3）有效咳嗽：指导患者尽可能采用坐位，先进行深而慢的腹式呼吸 5 ～ 6 次，然后深吸气至膈肌完全下降，屏气 3 ～ 5 秒，继而缩唇，缓慢地经口将肺内气体呼出，再深吸一口气，屏气 3 ～ 5 秒，身体前倾，从胸腔进行 2 ～ 3 次短促有力的咳嗽，咳嗽时同时收缩腹肌，或用手按压上腹部，帮助痰液咳出。注意事项：①不宜在空腹、饱餐时进行，宜在饭后 1 ～ 2 小时进行；②有效咳嗽时，可让患者怀抱枕头。

（四）鼻塞、流涕

（1）观察鼻塞情况及涕液颜色、性质、气味等。
（2）掌握正确的擤涕方法，先用手指按住一侧鼻孔，稍稍用力向外擤出对侧鼻腔的鼻涕，再用同法擤另一侧的。

## 四、健康指导

### （一）生活起居

（1）保持环境安静，经常通风透气，保持空气新鲜，定期进行空气消毒，除选食醋熏蒸外，还可用苍术、艾叶燃烧消毒。

（2）室内温度、湿度要适宜，室内禁止吸烟，避免异味刺激。

（3）起居规律，适当休息。防寒保暖，适时增减衣被，汗多湿衣者，应在汗止后及时更换衣物。

（4）急性期应卧床休息，防止因头晕导致跌倒受伤；康复期可服板蓝根热水饮，室内可用 5～10 mL/m³ 食醋加等量白开水稀释加热熏蒸，每日 1 次，连续 3 日。

（5）年老体弱、反复外感者宜练习太极拳、八段锦等中国传统养生保健操，以增强体质。

（6）尽量少去公共场所，外出戴口罩，防止交叉感染。

### （二）饮食指导

饮食宜清淡易消化，忌食辛辣油腻之品，忌烟酒。

（1）风寒束表证者，宜食解表散寒的食物，如生姜、葱白、红糖等。

（2）风热犯表证者，宜食疏风清热、宣肺化痰的食物，如西瓜汁、荸荠汁、金银花茶等。

（3）暑湿袭表证者，宜食清热解暑、理气化湿的食物，如丝瓜、冬瓜、绿豆等。

（4）卫气同病证者，宜食养阴透热、益肺生津的食物，如藕汁、梨汁、荸荠汁等。

## （三）情志调理

嘱患者保持愉快心情，用积极乐观的态度面对疾病；解释疾病演变过程，消除患者思想顾虑；理解和满足患者的需求，给予患者精神和心理支持。

## （四）药物治疗

### 1. 解表药治疗

解表药多为辛散轻扬之品，有效成分易挥发，宜武火快煎，不易久煎，过煮则降低药效。风寒感冒和体虚感冒者汤药宜热服，服药后再进热粥或热饮，卧床休息避风，盖被以利汗出，注意防止过汗和汗出当风复感外邪；风热感冒者汤药宜温服，药后注意出汗、体温和伴随症状的变化；暑湿感冒者可给藿香正气口服液，注意用药后症状改善情况。服发汗药后，忌服酸、醋、生冷之品，以免收涩，影响发散效果。中病即止，不可过汗，以防伤阴。

### 2. 对症治疗

对头痛、发热、全身肌肉酸痛者可给予解热镇痛药；鼻塞者可用1%麻黄碱滴鼻；对频繁喷嚏、流涕者给予抗过敏药；咽痛者可给予雾化治疗。

# 第二节　支气管哮喘（哮病）

支气管哮喘，简称哮喘，是由多种细胞（如嗜酸性粒细胞、肥大细胞、T淋巴细胞、中性粒细胞、气道上皮细胞等）和细胞组分参与的气道慢性炎症性疾病。主要特征有气道慢性炎症，气道对多种刺激因素呈现的高反应性，广泛多变的可逆性气流受限，以及随病程延长而产生的一系列气道结构改变，即气道重塑。临床表现为反复发作的喘息、气急、胸闷或咳嗽等症状，常在夜间或凌晨发作或加重，多数患者可自行或治疗后缓解。

哮病是宿痰伏肺，遇诱因或感邪引触，导致痰阻气道，气道挛急，肺失肃降，肺气上逆所致的一种发作性痰鸣气喘疾患。发作时以喉中哮鸣有声，呼吸急促、困难，甚则喘息不能平卧为主要临床表现。

## 一、病因和诱因

### （一）外邪侵袭

外感风寒或风热之邪，未能及时表散，邪气内蕴于肺，壅遏肺气，气不布津，聚液生痰而成哮。

### （二）饮食不当

贪食生冷，脾阳受困，寒饮内停，或嗜食酸咸肥甘，积痰生热，或因进食海膻等发物，而致脾失健运，饮食不归正化，水湿不运，痰浊内生，上干于肺，壅阻肺气而发哮病。关于体质因素所致的对食物的敏感性差异，古有相应的"食哮""鱼腥哮""卤哮""糖哮""醋哮"等病名。

（三）情志失调

忧郁恼怒、思虑过度，导致肝气郁结、木不疏土；或郁怒伤肝、肝气横逆、木旺乘土，均致脾失健运，失于转输，水湿蕴成痰浊，上干于肺，阻遏肺气发为哮病。

（四）体虚病后

素体禀赋薄弱，体质不强，或病后体弱（如幼年患麻疹、顿咳、反复感冒、咳嗽日久等）导致肺、脾、肾虚损，痰浊内生，称为哮病之因。肺气耗损，气不化津，痰饮内生；或阴虚火盛，热蒸液聚，痰热胶痼；或脾虚水湿不运，肾虚水湿不能蒸化，痰浊内生，均可成为哮病之因。一般来说，体质不强者多以肾虚为主，多见于幼儿，故有"幼稚天哮"之名；病后所致者以肺脾虚为主。

（五）遗传因素

哮喘是一种复杂的具有多基因遗传倾向的疾病，其发病具有家族聚集现象。血缘关系越近，患病率越高。

（六）环境因素

### 1. 变应性因素

变应性因素：如室内过敏原（尘螨、家养宠物、蟑螂）、室外过敏原（花粉、草粉）、职业过敏原（油漆、饲料、活性染料）、食物（鱼、虾、蛋类、牛奶）、药物（阿司匹林、抗生素）。

### 2. 非变应性因素

非变应性因素：如大气污染、吸烟、运动、肥胖等。

## 二、常见证候要点

（一）发作期（病期诊断属急性发作期和部分慢性持续期）

### 1. 风哮证

证见：时发时止，发哮时喉中哮鸣有声，反复发作，止时又如常人，发病前多有鼻痒、咽痒、喷嚏、咳嗽等症，舌淡苔白。

### 2. 寒哮证

证见：喉中哮鸣如水鸡声，呼吸急促，喘憋气逆，痰多、色白多泡沫，易咯，口不渴或渴喜热饮，恶寒，天冷或受寒易发。

肢冷，面色青晦，舌苔白滑。

### 3. 热哮证

证见：喉中痰鸣如吼，咯痰黄稠，胸闷，气喘息粗，甚则鼻翼煽动，烦躁不安，发热口渴，或咳吐脓血腥臭痰，胸痛，大便秘结，小便短赤，舌红苔黄腻。

### 4. 虚哮证

证见：喉中哮鸣如鼾，声低，气短息促，动则喘甚，发作频繁，甚至哮喘持续发作，咳痰无力，舌质淡，或偏红、或紫暗。

## （二）缓解期（病期诊断属缓解期和部分慢性持续期）

### 1. 肺脾气虚证

证见：气短声低，喉中时有轻度哮鸣，痰多质稀，色白，自汗，怕风，常易感冒，倦怠乏力，食少便溏，舌质淡，苔白。

### 2. 肺肾两虚证

证见：气短息促，动则为甚，吸气不利，咳痰质黏起沫，脑转耳鸣，腰膝酸软，心慌，不耐劳累，或五心烦热，颧红，口干，舌质红、少苔，脉细数，或畏寒肢冷，面色苍白，舌苔淡白、质胖。

## 三、常见症状和证候施护

### （一）喘息、哮鸣

（1）观察呼吸频率、节律、深浅，发作持续时间，发现异常应及时报告医师。

（2）取适宜体位，可高枕卧位、半卧位或端坐位。

（3）予穴位按摩，取中府（附图8）、云门（附图9）、孔最（附图10）、膻中（附图11）等穴。

（4）予穴位贴敷，取肺俞（附图12）、天突（附图13）、天枢（附图14）、定喘（附图15）等穴，三伏贴效果尤佳。

### （二）咳嗽、咳痰

（1）观察咳嗽的性质、程度、持续时间、规律，以及咳痰的量、颜色、性状。

（2）咳嗽胸闷者取半坐卧位。

（3）持续性咳嗽时，可频饮温开水。

（4）做深呼吸训练，采用有效咳嗽、翻身拍背、胸背部叩击或使用设备进行排痰等方法。

A. 有效咳嗽：详见第一章第一节"三、（三）"项下相应内容。

B. 胸背部叩击：患者取侧卧位或在他人协助下取坐位，叩击者两手手指弯曲并拢，使掌侧呈杯状，以手腕力量，从肺底自下而上、由外向内、迅速而有节律地叩击胸壁。每一肺叶区域对应的体表叩击 1 ～ 3 分钟，每分钟叩击 120 ～ 180 次，叩击时发出一种空而深的拍击音则表明叩击手法正确。注意事项：①叩击前听诊评估；②用单层薄布覆盖叩击部位；③叩击时避开乳房、心脏、骨突部位及衣服拉链、纽扣等处；④叩击力量应适中，宜在餐后 2 小时至餐前 30 分钟完成。（附图 71）

（5）保持口腔清洁。

（6）予穴位贴敷，取肺俞（附图 12）、定喘（附图 15）、天突（附图 13）等穴。

（7）予穴位按摩，取肺俞（附图 12）、膻中（附图 11）、中府（附图 8）、云门（附图 9）、孔最（附图 10）等穴。

## （三）胸闷

（1）观察胸闷的性质、持续时间、诱发因素及伴随症状等。

（2）协助患者采取舒适体位。

（3）予穴位按摩，取膻中（附图 11）等穴。

# 四、健康指导

## （一）生活起居

### 1. 环境

寒哮患者病室宜阳光充足，温度宜偏暖，避风寒；热哮患者病室应凉爽通风，环境整洁、安静，避免接触花粉、动物皮毛等致敏物质及烟尘异味刺激。

### 2．康复锻炼

在心肺康复锻炼基础上增加太极拳、八段锦等养生操；可做腹式呼吸、缩唇呼吸和呼吸吐纳功，以提高肺活量，改善呼吸功能。

### 3．过敏原

注意加强过敏原识别与规避，及时检测过敏原的类别，在日常生活中做好防范。

### 4．活动与休息

哮病发作时绝对卧床休息，必要时给氧；缓解期适当下地活动，循序渐进地加强身体锻炼。

### 5．自我保健锻炼

（1）按摩保健穴位：取迎香（附图 16）、风池（附图 5）、三阴交（附图 17）、膻中（附图 11）等穴。

（2）足底按摩：取涌泉（附图 18）等穴。

（3）叩齿保健：早晨醒来后，先不说话，全身放松，口唇微闭，闭目，然后上下牙齿有节奏地互相叩击，铿锵有声，次数不限。刚开始锻炼时，可轻叩 20 次左右，随着锻炼的进展，可逐渐增加叩齿次数和力度，一般以 36 次为佳。叩齿力度可根据牙齿的健康程度量力而行。

## （二）饮食指导

避免摄入易引起过敏的食物，如动植物蛋白、海鲜；忌食辛辣油腻等刺激之品。

（1）风哮证者，宜食祛风涤痰、降气平喘的食物，如杏仁、白萝卜等。

（2）寒哮证者，宜食温肺散寒、豁痰利窍的食物，如葱、姜、胡椒等。

（3）热哮证者，宜食清热宣肺、化痰定喘的食物，如梨汁、杏仁等。

（4）虚哮证者，宜食补肺纳肾、降气化痰的食物，如木耳、核桃、胡桃等。

（5）肺脾气虚证者，宜食健脾补肺益气的食物，如南瓜、银耳、山药等。

（6）肺肾两虚证者，宜食补肺益肾的食物，如杏仁、黑豆、百合等。

（三）情志调理

（1）进行心理疏导，耐心倾听患者的倾诉，避免不良情绪刺激。

（2）鼓励家属多陪伴患者，给予患者心理支持。

（3）介绍疾病相关知识，嘱患者积极配合治疗。

（4）告知患者情志因素对疾病的影响。

（四）用药指导

（1）中药汤剂一般应温热服用，冷哮者宜热服。

（2）哮喘发作时暂勿服药，间歇期服用。哮喘发作有规律者，可在发作前 1～2 小时服药以缓解症状，服药后注意观察效果和反应。

（3）学会各种气雾剂和干粉剂对应的吸入器的正确使用方

法。哮喘的治疗多采用吸入给药，应用吸入器，可方便治疗和确保用量准确，常用的有定量雾化吸入器和干粉吸入器。

A. 定量雾化吸入器的吸入方法：①取下吸入器的盖子，摇匀药液。②深呼气后头尽量后仰，将喷口置入口中，以口唇包住喷头。③经口缓慢深吸气，吸气的同时按压喷药，吸气末尽量屏气10秒（使药液雾粒到达气道远端），然后再慢慢呼气。④如果需要再次喷药，可休息3分钟后再重复以上过程。目的是让第一次喷的药物充分起效；气道舒张后，第二次喷的药物可以到达更远端的气道。⑤若吸入的是糖皮质激素，用药完毕立即用清水漱口，并将漱口水吐出。

B. 干粉吸入器的吸入方法：与定量雾化吸入器相比，干粉吸入器的吸入方法较容易掌握。干粉吸入器以吸入启动，患者处于主动吸入状态，避免了呼吸协调的问题。使用时先调节吸入器，装入一次剂量的药物。吸入药物时，患者先深呼气，然后用双唇含住吸嘴，仰头用力深吸气，吸气后屏气 5 ~ 10 秒。可重复上述动作，直至药粉吸尽为止。

（4）了解药物作用和副作用。

A. 糖皮质激素：少数患者可出现口腔念珠菌感染和声音嘶哑，吸药后及时用清水含漱口咽部。口服用药宜在饭后服用，以减少对胃肠道黏膜的刺激。

B. $\beta_2$ 受体激动药：按医嘱服药，用药过程观察有无心悸、骨骼肌震颤、低血钾等不良反应。

C. 茶碱类：不良反应有恶心、呕吐、心律失常、血压下降及多尿，偶有呼吸中枢兴奋，严重者可致抽搐甚至死亡。

D. 其他：抗胆碱能药吸入后，少数患者可有口苦或口干感。酮替芬有镇静、头晕、口干、嗜睡等不良反应，对高空作业人员、驾驶员、操纵精密仪器者予以强调和提醒。白三烯调节剂的主要不良反应是轻微的胃肠道症状，少数为皮疹、血管性水肿、转氨酶升高，停药后可恢复。

## （五）功能锻炼

### 1. 腹式呼吸

患者取立位、坐位或平卧位，两膝半屈或膝下垫小枕，使腹肌放松。一手放于腹部，一手放于胸部，用鼻缓慢吸气时膈肌最大幅度下降，腹肌松弛，腹部手感向上抬起，胸部手在原位不动，抑制胸廓运动；呼气时腹肌收缩帮助膈肌松弛，膈肌随腹腔内压增加而上抬，增加呼气潮气量。同时可配合缩唇呼气法，每天进行锻炼，时间由短到长，逐渐习惯于平稳而缓慢的腹式呼吸。（附图 72）

### 2. 缩唇呼吸

患者闭嘴经鼻吸气，然后通过缩唇（吹口哨样）缓慢呼气，同时收缩腹部，吸气和呼气时间比为 1:2 或 1:3，尽量深吸慢呼，每分钟呼吸 7 ~ 8 次，每次 10 ~ 20 分钟，每日锻炼 2 次。（附图 73）

# 第三节　慢性阻塞性肺疾病
# 急性加重期（喘症）

慢性阻塞性肺疾病，简称"慢阻肺"，是以持续气流受限为特征的可以预防和治疗的疾病，其气流受限多呈进行性发展，与气道和肺组织对香烟烟雾等有害气体或有害颗粒的异常慢性炎症反应相关。

喘症是因感受外邪、饮食不当、情志失调等导致肺失宣降，肺气上逆，或久病气虚，肾失摄纳，以呼吸困难，甚则张口抬肩，鼻翼煽动，不能平卧等为主要临床表现的一种肺系病症。

## 一、病因和诱因

### （一）外邪侵袭

因重感风寒，邪袭于肺，内则壅遏肺气，外则郁闭皮毛，肺卫为邪所伤，肺气不得宣畅；或因风热犯肺，肺气壅实，甚则热蒸液聚而成痰，清肃失司，以致肺气上逆作喘。若表寒未解，内已化热，或肺热素盛，寒邪外束，热不得泄，则热为寒遏，肺失宣降，气逆而喘。

### （二）饮食不当

饮食不节，特别是多食膏粱厚味，积而不化，既影响脾胃功能，变生痰浊，又因积食化热，熏蒸气道，影响人体气机的正常升降，而成为喘症的内在病因。

### （三）情志失调

情志不遂，忧思气结，肺气闭阻，气机不利，或郁怒伤肝，肺气上逆于肺，肺气不得肃降，升多降少而喘。

（四）久病劳欲

久病致肺之气阴不足，气失所主而气短喘促。久病不愈者，可由肺及肾，或劳欲伤肾，精气内夺，根本不固，气失摄钠，上出于肺，出多入少，逆气上奔而为喘。

（五）炎症机制

气道、肺实质及肺血管的慢性炎症是慢阻肺的特征性改变，中性粒细胞、巨噬细胞、T 淋巴细胞等均参与慢阻肺的发病过程。

（六）蛋白酶－抗蛋白酶失衡机制

蛋白水解酶对组织有损伤和破坏作用；抗蛋白酶对弹性蛋白酶等多种蛋白酶有抑制功能。蛋白酶增多或抗蛋白酶不足均可导致组织结构破坏，进而导致肺气肿。吸入有害气体、有害物质可以导致蛋白酶产生增多或活性增强，而抗蛋白酶产生减少或灭活加快；同时氧化应激、吸烟等危险因素也可以降低抗蛋白酶的活性。

（七）氧化应激机制

氧化物可直接作用并破坏许多生化大分子如蛋白质、脂质和核酸等，导致细胞功能障碍或细胞死亡，还可以破坏细胞外基质，引起蛋白酶－抗蛋白酶失衡，促进炎症反应。

（八）其他机制

自主神经功能失调、营养不良、气温变化等都有可能参与慢阻肺的发生、发展。

## 二、常见证候要点

（一）外寒内饮证

证见：受凉后出现头痛、身痛，发热畏寒，咳嗽，气急，喉中痰声辘辘，痰色白清稀，胸闷气憋，舌质淡，苔薄白，脉滑或弦紧。

（二）风热犯肺证

证见：发热，恶风或恶热，头痛、肢体酸痛，咳嗽咽痛，气急，痰黄质稠，舌质红，苔薄白或黄，脉滑或脉浮数。

（三）痰浊壅肺证

证见：咳嗽喘息，咯唾痰涎，量多色灰白，心胸憋闷，气短，不得平卧，脘痞纳少，苔白腻，脉弦滑。

（四）肺气郁闭证

证见：常因情志刺激而诱发，发作时突然呼吸短促，息粗气憋，胸闷，咽中如窒，但喉中痰鸣不甚，或无痰声，平素多忧思抑郁，失眠、心悸，苔薄，脉弦。

## 三、常见症状和证候施护

### （一）咳嗽、咳痰

#### 1. 环境

保持病室空气新鲜、温湿度适宜，温度控制在 18 ～ 22 ℃，湿度控制在 50% ～ 60% 。减少环境中的不良刺激，避免寒冷或干燥空气、烟尘、花粉及刺激性气体等。

#### 2. 体位

协助患者保持舒适体位，咳嗽胸闷者取半卧位或半坐卧位，持续性咳嗽时，可少量多次饮温开水，以减轻咽喉部的刺激。

#### 3. 口腔清洁

每日用温水漱口，清洁口腔 2 次，其目的是保持口腔卫生，有助于预防口腔感染、增进食欲。

#### 4. 观察

密切观察咳嗽的性质、程度、持续时间、规律，咳痰的颜色、性状、量及气味，以及有无喘促、发绀等伴随症状。

#### 5. 排痰

加强气道湿化，痰液黏稠时多饮水，在心肾功能正常的情况下，每天饮水 1500 mL 以上，必要时行雾化吸入，以稀释痰液，利于痰液排出。

### 6．指导

协助翻身拍背，指导患者掌握有效咳嗽、咳痰、深呼吸的方法。

### 7．用药

遵医嘱服药，用药期间注意观察药物疗效及不良反应。

### 8．穴位贴敷

予穴位贴敷，三伏天时根据病情需要，可取肺俞（附图 12）、定喘（附图 15）、天突（附图 13）等穴。

## （二）喘息、气短

### 1．环境

保持病室安静、整洁、空气流通、温湿度适宜，避免灰尘、刺激性气味。

### 2．体位

根据喘息、气短的程度及伴随症状，协助患者取适宜体位，如高枕卧位、半卧位或端坐位，必要时安置床上桌，以利患者休息；鼓励患者缓慢深呼吸，以减轻呼吸困难。

### 3．功能锻炼

指导患者进行呼吸功能锻炼，详见第一章第二节"四、

（五）"项下相应内容。

### 4. 穴位按摩

予穴位按摩，可取列缺（附图 19）、内关（附图 20）、气海（附图 21）、足三里（附图 22）等穴。

### 5. 艾灸

予艾灸，可取大椎（附图 3）、肺俞（附图 12）、命门（附图 23）、足三里（附图 22）、三阴交（附图 17）等穴。

## （三）发热

### 1. 环境

保持病室整洁、安静，空气清新流通，温湿度适宜。

### 2. 观察

体温 37.5 ℃以上者，每 6 小时测体温、脉搏、呼吸各 1 次，体温 39.0 ℃以上者，每 4 小时测体温、脉搏、呼吸各 1 次。

### 3. 对症处理

采用温水擦浴、冰袋等物理降温措施对症处理，患者汗出时，及时协助擦拭和更换衣服、被服，避免汗出当风。

### 4. 口腔清洁

做好口腔清洁，鼓励患者经常漱口，可用金银花液等漱口，每日饮水 2000 mL 及以上。

### 5．用药

遵医嘱用药，密切观察患者体温变化、汗出情况以及药物不良反应。

## （四）腹胀、纳呆

### 1．环境

保持病室整洁、空气流通，避免刺激性气味，及时倾倒痰液，更换污染被褥、衣服。

### 2．口腔清洁

保持口腔清洁，去除口腔异味，咳痰后及时用温水或漱口液漱口，以促进患者食欲。

### 3．心理疏导

与患者进行有效沟通，积极开导患者，帮助其保持情绪稳定，避免不良情志刺激。

### 4．功能锻炼

鼓励患者多运动，以促进肠蠕动，减轻腹胀。病情较轻者鼓励下床活动，可每日散步 20 ～ 30 分钟，或打太极拳等。病情较重者指导其在床上进行翻身、四肢活动等主动运动，或予四肢被动运动，每日顺时针按摩腹部 10 ～ 20 分钟。

### 5．穴位按摩与穴位贴敷

予穴位按摩，可取内关（附图 20）、足三里（附图 22）、中脘（附图 24）等穴。予穴位贴敷，可取中脘（附图 24）、气海（附图 21）、关元（附图 25）、神阙（附图 26）等穴。

## 四、健康指导

### （一）生活起居

（1）保持室内空气新鲜流通，温湿度适宜。指导患者戒烟，居室内勿放鲜花、地毯等可能引起过敏的物品，避免花粉、尘螨、动物毛屑、刺激性气体等过敏原的吸入。

（2）在寒冷季节或气候转变时，及时增减衣物，勿汗出当风，在呼吸道传染病流行期间，尽量避免去人群密集的公共场所，避免感受外邪诱发或加重病情。

（3）劳逸结合，起居有常，保证充分的休息和睡眠，病情加重时减少活动量。

（4）经常做深呼吸，腹式呼吸和缩唇呼吸联合应用，提高肺活量，改善呼吸功能。

（5）自我保健锻炼。

A. 步行：每日步行 500～1500 米，运动量由小到大。开始时，可用自己习惯的速度步行，适应一段时间后可采用中速—快速—慢速的方式步行。

B. 按摩保健穴位：经常按摩睛明（附图 27）、迎香（附图 16）、颊车（附图 28）、合谷（附图 1）、内关（附图 20）、足三里（附图 22）、肾俞（附图 29）、三阴交（附图 17）等穴位。

C. 足底按摩：取肾、输尿管、膀胱、肺、喉、气管、肾上腺等反射区，每个反射区按摩 3 分钟，每日 3 次（附图 74）。

D. 叩齿保健：指导患者叩齿，每日早晚各 1 次，每次 3 分钟左右。叩齿时可用双手指有节律地搓双侧耳孔，提拉双耳廓直到发热为止。

E. 传统养生操：可选择五禽戏、太极拳或八段锦，每周进行 3 次以上，每次 15 分钟。

## （二）饮食指导

（1）饮食以高热量、高蛋白和高维生素为宜，并补充适量无机盐，同时避免摄入过多碳水化合物及易产气食物。多食用绿叶蔬菜及水果，食物烹饪方式以蒸、煮为宜，食物宜软烂，以利于消化吸收，同时忌辛辣、肥腻、过甜、过咸及煎炸之品。

（2）外寒内饮证者，宜食疏风散寒、宣肺止咳的食物，如紫苏粥、白果煲鸡等。

（3）风热犯肺证者，宜食疏风清热、宣肺化痰的食物，如金银花茶。

（4）痰浊壅肺证者，宜食清肺化痰、理气止咳的食物，如雪梨银耳百合汤等。

（5）肺气郁闭证者，宜食开郁宣肺、降气平喘的食物，如杏仁粥、萝卜生姜汁等。

## （三）情志调理

（1）本病缠绵难愈，患者精神负担较重，常易出现焦虑、抑郁等情绪，家属可多与患者沟通，了解其心理状态，及时予以心理疏导。

（2）帮助患者了解引起喘症的原因和转归，指导排痰和呼吸功能锻炼，鼓励患者积极防治，消除消极悲观态度及焦虑情绪，克服对疾病的恐惧心理，改善其治疗依从性。

（3）鼓励病友间多沟通交流防治疾病的经验，指导患者学会自我排解烦恼及忧愁，通过适当运动、音乐欣赏、书法绘画等方式移情易性，保持乐观开朗情绪，避免忧思恼怒对身体的不利影响。

（4）鼓励家属多陪伴患者，给予患者情感支持，增强其治疗疾病的信心。

（四）功能锻炼

### 1．抹胸拍肺

两手交替由一侧肩部由上至下呈斜线抹至另一侧肋下角部，两侧各重复 10 次。两手自两侧肺尖部开始沿胸廓自上而下拍打各 10 次，拍肺力度适中。

### 2．胸背部叩击

详见第一章第二节"三、（二）"项下相应内容。

### 3．有效咳嗽

详见第一章第一节"三、（二）"项下相应内容。

### 4．腹式呼吸

详见第一章第二节"四、（五）"项下相应内容。

### 5．缩唇呼吸

详见第一章第二节"四、（五）"项下相应内容。

### 6. 呼吸操（坐式呼吸操）

坐于椅上或床边，双手握拳，肘关节屈伸 4 ～ 8 次，屈吸伸呼；平静深呼吸 4 ～ 8 次；展臂吸气，抱胸呼气 4 ～ 8 次；双膝交替屈伸 4 ～ 8 次，伸吸屈呼；双手抱单膝时吸气，压胸时呼气，左右交替 4 ～ 8 次；双手分别搭同侧肩，上身左右旋转 4 ～ 8 次，旋吸复呼。

### 7. 注意事项

（1）呼吸功能锻炼时，全身肌肉要放松，节奏要自然轻松，动作由慢而快。

（2）呼吸功能锻炼不可操之过急，要长期坚持锻炼。

（3）呼吸功能锻炼不宜空腹及饱餐时进行，宜饭后 1 ～ 2 小时进行。

（4）呼吸操一般每日练习 2 ～ 3 次，每次 5 ～ 10 分钟，根据个人病情进行，以患者不感到疲劳为宜。

# 第四节　慢性阻塞性肺疾病稳定期（肺胀）

慢性阻塞性肺疾病按照病程可分为急性加重期和稳定期，本节主要介绍该病稳定期的健康管理。

肺胀是指多种慢性肺系疾病反复发作，迁延不愈，导致肺气胀满，不能敛降，以胸壁膨满，憋闷如塞，喘息上气，咳嗽痰多，烦躁心悸，面色晦暗，或唇甲发绀，脘腹胀满，肢体浮肿等为临床表现的病证。

## 一、病因和诱因

### （一）久病肺虚

因慢性肺系疾病如久咳、久哮、久喘等迁延失治，导致痰浊潴留，伏着于肺，肺气壅滞不畅，久则肺气胀满不能敛降，而成肺胀。

### （二）感受外邪

素体肺虚导致卫外不固，外感六淫之邪反复乘袭，诱导本病发作，致使病情日益加重。

### （三）年老体虚

年老体虚，肺肾俱衰，正虚不能卫外，是六淫外邪反复乘袭的基础，感邪后不胜邪而病益重，反复罹病而正更虚，如是循环反复，从而导致肺胀形成。

### （四）炎症机制

详见第一章第三节"一、（五）"项下相应内容。

### （五）蛋白酶－抗蛋白酶失衡机制

详见第一章第三节"一、（六）"项下相应内容。

（六）氧化应激机制

详见第一章第三节"一、（七）"项下相应内容。

（七）其他机制

详见第一章第三节"一、（八）"项下相应内容。

## 二、常见证候要点

（一）肺脾气虚证

证见：咳嗽、喘息、气短，动则加重，神疲、乏力或自汗，恶风，易感冒；纳呆或食少，胃脘胀满或腹胀或便溏，舌体胖大或有齿痕，舌苔薄白或腻。

（二）肺肾气虚证

证见：喘息、气短，动则加重，乏力或自汗，易感冒，恶风，腰膝酸软，耳鸣，头昏或面目虚浮，小便频数、夜尿多，或咳而遗尿，舌质淡，舌苔白。

（三）肺肾气阴两虚证

证见：喘息、气短，动则加重，自汗或乏力，易感冒，腰膝酸软，耳鸣，头昏或头晕，干咳或少痰，咳嗽不爽；盗汗，手足心热，舌质淡或红，舌苔薄少或花剥。

## 三、常见症状和证候施护

### （一）咳嗽、咳痰

协助患者取舒适体位，指导患者有效咳嗽、咳痰、深呼吸的方法。卧床患者定时翻身拍背，痰液无力咳出者，予胸部叩击拍背振动排痰。

### （二）喘息、气短

（1）观察患者喘息、气短的程度及有无发绀，必要时给予吸氧，观察效果。

（2）患者取合适体位，如高枕卧位、半卧位或端坐位，指导其采用合适的放松方式，如缓慢呼吸、全身肌肉放松、听音乐等。

（3）指导患者进行呼吸功能锻炼，常用的锻炼方式有缩唇呼吸、腹式呼吸等，详见第一章第二节"四、（五）"项下相应内容。

（4）予穴位贴敷，取大椎（附图3）、定喘（附图15）、肺俞（附图12）、脾俞（附图30）、天突（附图13）等穴。

（5）予穴位按摩，取列缺（附图19）、内关（附图20）、气海（附图21）、关元（附图25）、足三里（附图22）等穴。

（6）予艾灸，取大椎（附图3）、肺俞（附图12）、命门（附图23）、足三里（附图22）、三阴交（附图17）、气海（附图21）等穴。

（三）自汗、盗汗

（1）衣着柔软、透气，便于穿脱；汗出时及时擦干汗液、更衣，避免汗出当风。

（2）予穴位贴敷，取神阙（附图26）等穴。

（四）腹胀、纳呆

（1）病室整洁，避免刺激性气味，咳痰后及时用温水漱口。

（2）顺时针按摩腹部10～20分钟，鼓励患者适当运动，促进肠蠕动，减轻腹胀。

（3）予穴位贴敷，取中脘（附图24）、气海（附图21）、关元（附图25）、神阙（附图26）等穴。

（4）予穴位按摩，取中脘（附图24）、足三里（附图22）等穴。

（5）予艾灸，取中脘（附图24）、足三里（附图22）等穴。

## 四、健康指导

（一）生活起居

（1）保持室内空气清新，温湿度适宜，室内勿摆放鲜花。

（2）顺应四时，根据气温变化，及时增减衣物，勿汗出当风。呼吸道传染病流行期间，避免去公共场所，防止感受外邪诱发或加重病情。

（3）宜选用商调、羽调音乐，于15—19时欣赏《阳春白雪》《黄河》《金蛇狂舞》等曲目，可助长肺气；于 7—11 时欣赏《梅花三弄》《船歌》《梁祝》等曲目，可促使肾气隆盛。

（二）饮食指导

（1）肺脾气虚证者，宜食健脾补肺的食物，如山药、百合、薏苡仁、核桃、胡萝卜、鸡肉等。

（2）肺肾气虚证者，宜食补益肺气、肾气的食物，如枸杞子、黑芝麻、核桃、木耳、山药、杏仁、桂圆、牛肉、猪心、羊肉等。

（3）肺肾气阴两虚证者，宜食益气养阴的食物，如莲子、牛乳、蛋类、百合、荸荠、鲜藕、雪梨、银耳、老鸭等。

（4）汗出较多者，宜多饮淡盐水，进食含钾丰富的食物，如橘子、香蕉等；腹胀纳呆者可用山楂、炒麦芽少许泡水代茶饮。

（5）饮食宜少量多餐，每餐不宜过饱，以高热量、高蛋白、高维生素、易消化的饮食为主，烹调方式以炖、蒸、煮为宜，忌食辛辣、煎炸或过甜、过咸之品。

（三）情志调理

（1）经常与患者沟通，了解其心理问题，及时给予其心理疏导。

（2）采取说理开导、顺情解郁、移情易性等方法对患者进行情志护理，并注意充分发挥患者亲朋好友等社会支持系统的作用。

## 五、功能锻炼

（1）呼吸功能锻炼。指导患者进行抹胸拍肺、胸部叩击、有效咳嗽、腹式呼吸、缩唇呼吸（详见第一章第二节及第三节相应内容），以及全身呼吸操锻炼，以提高肺活量，改善呼吸功能。

全身呼吸操：以缩唇呼吸配合肢体动作为主，吸气用鼻，呼气用嘴。第一步：双手上举吸气，放下呼气，10～20次。第二步：双手放于身体侧面，交替沿体侧上移下滑，10～20次。第三步：双肘屈曲握拳，交替向斜前方击拳，出拳吸气，还原呼气，10～20次。第四步：双腿交替抬起，屈曲90°，抬起吸气，放下呼气。第五步：吹悬挂的小纸球训练。

（2）鼓励病情较轻者下床活动，可每日散步20～30分钟或打太极拳等。病情较重者指导其在床上进行翻身、四肢活动等主动运动，或予四肢被动运动。

（3）自我按摩，取印堂（附图6）、迎香（附图16）、合谷（附图1）、内关（附图20）、足三里（附图22）、三阴交（附图17）、涌泉（附图18）等穴，以促进气血运行，增强体质。

# 第五节　原发性支气管肺癌（肺癌）

原发性支气管肺癌，简称肺癌，起源于气管、支气管黏膜或腺体，是最常见的肺部原发性恶性肿瘤。

肺癌是由于正气内虚，邪毒外侵引起的，以痰浊内聚，气滞血瘀，蕴结于肺，以致肺失宣发肃降为基本病机，以咳嗽、咯血、胸痛、发热、气急为主要临床表现的一种恶性疾病。

# 一、病因和诱因

## （一）六淫邪毒

正气亏虚，外感六淫之邪，由表入里，正不抗邪，致使客邪滞留，脏腑气血阴阳失调，而致气滞、血瘀、痰浊、热毒等病变，久而搏结成块。

## （二）情志不遂

七情内伤，气机郁结，久而导致气滞血瘀，或气不布津，久则津凝成痰，痰浊与瘀血互结，渐而成块。

## （三）饮食失调

饮食不节，过食辛辣肥腻之品，或恣饮酒浆，或腌炸烧烤，或海腥发物，积湿生热，脾胃失于健运，水谷反为湿滞，凝聚成痰，影响气血运行，导致痰浊、气滞、血瘀产生，留积成癌。

## （四）禀赋不足

体质状况决定了正气的强弱和癌病的易患性和倾向性，先天禀赋不足，正气内虚，脏腑阴阳气血失调，外邪、情志、饮食、劳倦等致病因素易于乘虚而入，导致客邪留滞不去，气机不畅，毒瘀互结而为癌。

## （五）宿有旧疾

机体脏腑阴阳的偏盛偏衰，气血功能紊乱，如治不得法或失于调养，病邪久羁，损伤正气，或正气本虚，驱邪无力，加重或诱发气、痰、食、水、血等凝结阻滞体内，邪气遏结成块。

## （六）吸烟

每日吸烟量大、吸烟年限长、早年开始吸烟、吸烟时深吸入肺、所吸香烟中的焦油和烟碱的含量高、被动吸烟等均可使患肺癌的危险性增加，停止吸烟的年数越长则患肺癌的危险性越低。

## （七）职业性因素

职业暴露于某些致癌物，如石棉、二氯甲醚、多环芳香烃化合物等可使发生肺癌的危险性增加。

## （八）电离辐射

体内和体外的放射线照射均可引起肺癌。

## （九）大气污染

工业废气、机动车尾气、房屋道路建筑中的沥青、室内装饰材料中的甲醛、燃料燃烧、烹饪过程等均可能含有或产生致癌物。

（十）生物学因素

致癌因子在体内的代谢物能引起细胞癌变，而产生代谢物的途径由遗传因素决定。

## 二、常见证候要点

（一）肺脾气虚证

证见：久咳痰稀，胸闷气短，神疲乏力，腹胀纳呆，浮肿便溏，舌质淡、边有齿痕，苔薄。

（二）肺阴虚证

证见：咳嗽气短，干咳痰少，潮热盗汗，五心烦热，口干口渴，舌赤少苔，或舌体瘦小、苔薄。

（三）气滞血瘀证

证见：咳嗽气短而不爽，气促胸闷，心胸刺痛或胀痛，痞块疼痛拒按，唇暗，舌紫暗或有瘀斑，苔薄。

（四）痰热阻肺证

证见：痰多咳重，痰黄黏稠，气憋胸闷，发热，舌质红，苔黄腻或黄。

（五）气阴两虚证

证见：咳嗽有痰或无痰，神疲乏力，汗出气短，午后潮热，手足心热，时有心悸，舌质红苔薄，或舌质胖、边有齿痕。

## 三、常见症状和证候施护

（一）咳嗽、咳痰

（1）观察咳嗽、咳痰状况，有无咳痰，痰液的性质、颜色、量；必要时予雾化吸入治疗。

（2）保持室内空气新鲜、温湿度适宜，避免粉尘及刺激性气味。

（3）咳嗽胸闷者取半卧位或半坐卧位，少言语；痰液黏稠难咯者，可变换体位。

（4）协助翻身拍背（咯血及胸腔积液者禁翻身拍背），指导患者掌握有效咳嗽、咳痰、深呼吸的方法。

（5）保持口腔清洁，咳痰后以淡盐水或漱口液漱口。

（6）进食健脾益气、补肺止咳的食物，如山药、白果等。持续咳嗽时，可少量多次饮温开水或薄荷叶泡水代茶饮，以减轻咽喉部的刺激。

（二）咯血

（1）密切观察咯血的性质、颜色、量及伴随症状，监测尿量、皮肤弹性等，准确、及时做好记录。

（2）保持病室空气新鲜，温湿度适宜。

（3）指导患者不要用力吸气、屏气、剧烈咳嗽，喉间有痰时宜轻轻咳出。

（4）少量咯血者静卧休息；大量咯血者绝对卧床，取头低脚高位，头偏向健侧，尽量少语、少翻身。

（5）及时清除口腔积血，以淡盐水擦拭口腔。

（6）消除恐惧、焦虑不安的情绪，禁恼怒、戒忧愁、宁心神。

（7）少量出血者可进食凉血养血、甘凉滋养之品，如黑木耳、茄子等；大量咯血者遵医嘱禁食。

（三）发热

（1）注意观察体温变化及汗出情况。

（2）病室凉爽，光线明亮，空气保持湿润。

（3）卧床休息，限制活动量，避免劳累。

（4）协助擦干汗液，温水清洗皮肤，及时更换内衣，切忌汗出当风。

（5）予穴位按摩，亦可取用合谷（附图1）、曲池（附图2）或耳尖（附图31）、大椎（附图3）等穴行放血疗法治疗（营养状况差者慎用）。

（6）可进食清热生津之品，如苦瓜、冬瓜、猕猴桃、荸荠等，忌辛辣、香燥、助热动火之品；阴虚内热者，多进食滋阴润肺之品，如蜂蜜、莲藕、杏仁、银耳、梨等；多饮温开水，以漱口液漱口。

（四）胸痛

（1）观察疼痛的性质、部位、程度、持续时间及伴随症状，予止痛剂后观察用药反应。

（2）保持环境安静，光线柔和，色调淡雅，避免噪音及不必要的人员走动。

（3）给予患者舒适体位，避免体位突然改变。胸痛严重者，宜患侧卧位。

（4）避免剧烈咳嗽，必要时用手按住胸部疼痛处，以减轻胸痛。

（5）指导患者采用合适的放松方式，如缓慢呼吸、全身肌肉放松、听舒缓音乐等。

（五）气促、胸闷

（1）密切观察患者生命体征变化，给予吸氧。

（2）保持病室安静、空气新鲜、温湿度适宜，避免灰尘、刺激性气味。

（3）患者取半卧位或半坐卧位，减少说话等活动，避免不必要的体力消耗。

（4）与患者有效沟通，帮助其保持情绪稳定，消除紧张、焦虑等情绪。

（5）教会患者进行缓慢的腹式呼吸。

（6）病情允许情况下，鼓励患者下床适量活动，以增加肺活量。

（六）便溏

（1）观察排便次数、量、性质及有无里急后重感。

（2）保持肛周皮肤清洁。

（3）予穴位按摩，取足三里（附图22）、天枢（附图14）、中脘（附图24）、关元（附图25）等穴。

（4）予艾灸（回旋灸）灸腹部，定位为以肚脐为中心，上、下、左、右旁开1.0～1.5寸，灸5～10分钟。

（5）进食健脾养胃及健脾利湿的食物，如胡萝卜、薏苡仁、赤小豆、栗子等。严重便溏者适量饮淡盐水。

（七）纳呆

（1）病室空气流通、新鲜。

（2）做好心理疏导，化解不良情绪。

（3）予穴位按摩，取足三里（附图22）、阳陵泉（附图32）、内关（附图20）、脾俞（附图30）、胃俞（附图33）等穴。

（4）进食能增加肠动力的食物，如苹果、番茄、白萝卜、菠萝等，忌肥甘厚味、甜腻之品，少食多餐。

（八）便秘

（1）指导患者规律排便，适度增加运动量。

（2）餐后1～2小时，以肚脐为中心顺时针按摩腹部，促进肠蠕动。

（3）指导患者正确使用缓泻剂。

（4）予穴位按摩，取天枢（附图14）、脾俞（附图30）等穴，有寒证时可加用灸法。

（5）进食富含膳食纤维的食物，如蔬菜、粗粮等，适当增加液体的摄入。

（九）恶心、呕吐

（1）保持病室整洁，光线色调柔和，无异味刺激。

（2）遵医嘱及时、准确给予止吐药物，必要时记录出入量。

（3）保持口腔及床单位清洁，协助淡盐水或漱口水漱口。

（4）体质虚弱或神志不清者呕吐时应将头偏向一侧，以免呕吐物误入气管，引起窒息。

（5）选择易消化的食物，如山药、小米、百合等；少量多餐，每天4～6餐；避免进食易产气、油腻或辛辣的食物；呕吐后不要立即进食，休息片刻后摄入清淡的流食或半流食；频繁呕吐时，宜进食水果和富含电解质的饮料，以补充水分和钾离子。

（6）因呕吐而不能进食或服药者，可在进食或服药前先滴姜汁数滴于舌面，稍等片刻再进食，以缓解呕吐。

（7）指导采用合适的放松方式，如聆听舒缓的音乐、做渐进式的肌肉放松等。

（8）予穴位按摩，可取合谷（附图1）、内关（附图20）等穴。

## 四、健康指导

### （一）生活起居

（1）避免受凉，勿汗出当风。
（2）保证充分的休息，咳血者绝对卧床。
（3）经常做深呼吸，尽量把呼吸放慢。
（4）戒烟酒，注意避免被动吸烟。

### （二）饮食指导

（1）肺脾气虚证者，宜进食补益肺气、脾气的食物，如糯米、山药、鹌鹑、乳鸽、牛肉、鱼肉、鸡肉、大麦、白扁豆、南瓜、蘑菇等。
（2）肺阴虚型证者，宜进食滋阴润肺的食物，如蜂蜜、核桃、百合、银耳、秋梨、葡萄、萝卜、莲子、芝麻等。
（3）气滞血瘀证者，宜进食行气活血，化瘀解毒的食物，如山楂、桃仁、大白菜、芹菜、白萝卜、生姜、大蒜等。
（4）痰热阻肺证者，宜进食清肺化痰的食物，如生梨、白萝卜、荸荠等，咳血者可吃海带、荠菜、菠菜等。
（5）气阴两虚证者，宜进食益气养阴的食物，如莲子、桂圆、瘦肉、蛋类、鱼肉、山药、海参等。

### （三）情志调理

（1）采用暗示疗法、认知疗法、移情调志法，帮助患者建立积极的情志状态。

（2）指导患者倾听五音中的商调音乐，如《将军令》《黄河》《金蛇狂舞》等，抒发情感，缓解紧张焦虑的心态，达到调理气血阴阳的作用。

（3）指导患者进行八段锦、简化太极拳等锻炼。

（4）鼓励患者家属多陪伴患者，亲朋好友给予其情感支持。

（5）鼓励病友间相互交流治疗体会，提高认知，增强治疗信心。

## （四）高危情况的识别与应对

告知患者或家属，若出现呼吸困难、咯血、疼痛剧烈等，及时通知医务人员，并卧床休息，保持冷静，不要慌张，咯血时头偏向一侧，尽量把血轻轻吐出，配合医务人员做好治疗。

# 第二章　循环系统疾病

## 第一节　心力衰竭（心衰）

心力衰竭，简称心衰，是由于心脏结构或功能异常导致心室充盈和（或）射血能力受损而引起的一组临床综合征，其主要临床表现是呼吸困难、乏力、体液潴留。

心衰是气血阴阳虚衰，脏腑功能失调，心失所养，心血不运，导致气滞、痰阻、血瘀、水饮遏阻心之阳气而发生的病证。

### 一、病因和诱因

#### （一）外邪侵袭

外邪侵袭，郁于气道，导致肺气宣降不利，升降失常，肺气壅塞。心主血，肺主气，气血互根互用，肺气受损，致心气不足，鼓动无力，导致心衰。

## （二）情志失调

忧思伤脾，使中阳失运，或郁怒伤肝，肝疏泄失常，均可致气滞或痰阻，升降失常，治节无力，血行不畅；或痰郁化成热成火，煎熬血液，均可致瘀血内生，血行失畅，心脉痹阻，则心衰应运而生。

## （三）饮食不节

饮食不当，损伤脾胃，运化失健，积湿成痰，痰湿上阻心肺，脉道不利，心气鼓动无力，发为本病。

## （四）劳欲所伤

因年迈体虚或久病体虚，日久导致心阳不振，气血运行失畅，心脉因之瘀滞，心失营运；或各种疾病迁延日久，耗气伤津，残阳损津，加之外感六淫，内伤情志，体劳过度，药物失宜等，耗损阴阳，致使阴阳并损，均可出现心衰。

## （五）基本病因

### 1．原发性心肌损害

原发性心肌损害包括缺血性心肌损害（如冠心病心肌缺血或心肌梗死），心肌炎和心肌病，心肌代谢障碍性疾病（以糖尿病心肌病最常见），其他（如继发于甲状腺功能亢进或减低的心肌病、心肌淀粉样变性等）。

### 2．心脏负荷过重

（1）压力负荷（后负荷）过重：见于高血压、主动脉瓣狭窄、肺动脉高压、肺动脉瓣狭窄等左、右心室收缩期射血阻力增加的疾病。

（2）容量负荷（前负荷）过重：见于瓣膜关闭不全等引起的血液反流，先天性心脏病如间隔缺损、动脉导管未闭等引起的血液分流；还见于伴有全身循环血量增多的疾病如慢性贫血、甲状腺功能亢进症、围生期心肌病等。

## （六）诱因

### 1．感染

呼吸道感染是最常见、最重要的诱因，感染性心内膜炎也不少见。

### 2．心律失常

心房颤动是诱发心力衰竭的重要因素。其他各种类型的快速性心律失常以及严重的缓慢性心律失常亦可诱发心力衰竭。

### 3．生理或心理压力过大

生理或心理压力过大包括过度劳累、剧烈运动、情绪激动、精神过于紧张等。

### 4．妊娠或分娩

妊娠和分娩可加重心脏负荷，诱发心力衰竭。

### 5. 血容量增加

血容量增加包括钠盐摄入过多，输液或输血过快、过多。

### 6. 其他

其他包括治疗不当（如不恰当停用利尿药物）、风湿性心脏瓣膜病出现风湿活动等。

## 二、常见证候要点

### （一）慢性稳定期

#### 1. 心肺气虚、血瘀饮停证

证见：胸闷气喘，心悸，活动后诱发或加重，神疲乏力，咳嗽，咯白痰，面色苍白，或有发绀，舌质淡或边有齿痕，或紫暗，有瘀点、瘀斑，脉沉细、虚数或涩、结代。

#### 2. 气阴两虚、心血瘀阻证

证见：胸闷气喘，心悸，动则加重，乏力自汗，两颧泛红，口燥咽干，五心烦热，失眠多梦，或有发绀，舌红少苔，或紫暗，有瘀点、瘀斑，脉沉细、虚数或涩、结代。

#### 3. 阳气亏虚、血瘀水停证

证见：胸闷气喘、心悸、咳嗽、咯稀白痰，肢冷、畏寒，尿少浮肿，自汗，汗出湿冷，舌质暗淡或绛紫，苔白腻，脉沉细或涩、结代。

### 4．肾精亏损、阴阳两虚证

证见：心悸，动辄气短，时见尿少浮肿，腰膝酸软，头晕耳鸣，四肢不温，步履无力，或口干咽燥，舌淡红质胖，苔少，或舌红胖，苔薄白乏津，脉沉细无力或数、或结代。

## （二）急性加重期

### 1．阳虚水泛证

证见：喘促气急，痰涎上涌，咳嗽，吐粉红色泡沫样痰，口唇青紫，汗出肢冷，烦躁不安，舌质暗红，苔白腻，脉细促。

### 2．阳虚喘脱证

证见：面色晦暗，喘悸不休，烦躁不安，或额汗如油，四肢厥冷，尿少肢肿，面色苍白，舌淡苔白，脉微细欲绝或疾数无力。

### 3．痰浊壅肺证

证见：咳喘痰多，或发热形寒，倚息不得平卧，心悸气短、胸闷，动则尤甚，尿少肢肿，或颈脉显露，舌淡或略青，苔白腻，脉沉或弦滑。

## 三、常见症状和证候施护

### （一）喘促

（1）观察患者面色、血压、心率、心律、脉象及心电图波形变化，慎防发生张口抬肩、稍动则咳喘欲绝，烦躁不安，面色灰白或面青唇紫，汗出肢冷，咳吐粉红色泡沫样痰等喘脱危象。

（2）控制输液速度及总量。

（3）准确使用解痉平喘药物。使用强心药物后，注意观察患者有无出现纳差、恶心、呕吐、头痛、乏力、黄视、绿视及各型心律失常等洋地黄中毒的表现。

（4）予穴位按摩，取风门（附图34）、肺俞（附图12）、合谷（附图1）等穴以助宣肺定喘。

（5）喘脱的护理。

A. 立即通知医师，配合抢救，安慰患者，稳定患者恐惧情绪。

B. 给予端座位或双下肢下垂座位，遵医嘱予20%～30%乙醇湿化、中高流量面罩吸氧。

C. 遵医嘱正确使用镇静、强心药，如吗啡、洋地黄类药物等。

### （二）胸闷、心悸

（1）协助患者取舒适卧位，加强生活护理，限制探视，减少气血耗损，保证充足的睡眠。

（2）间断低流量吸氧，观察吸氧后的效果。

（3）嘱患者平淡情志，勿七情过极。保持情绪稳定，避免焦虑、紧张及过度兴奋。

（4）做好患者心理护理，消除其恐惧感，避免不良的情绪刺激，必要时让亲属陪伴，给予亲情支持。

（三）神疲乏力

（1）卧床休息，限制活动量；减少交谈，限制探视，减少气血耗损。

（2）加强生活护理，勤巡视，将常用物品放置于患者易于拿取的之处。注意保障患者的安全，如加设床挡以防跌倒、坠床，外出时有专人陪同。

（3）大便秘结时，可鼓励多食蜂蜜、水果、富含膳食纤维的蔬菜。予腹部按摩，取中脘（附图24）、中极（附图35）、关元（附图25）等穴，促进肠蠕动，帮助排便。必要时遵医嘱使用缓泻药。

（四）尿少肢肿

（1）准确记录24小时出入量，限制摄入量（入量比出量少200～300 mL），正确测量每日晨起体重（晨起排空大小便，穿轻薄衣服，空腹状态）。

（2）遵医嘱给予少盐、易消化、高维生素、高膳食纤维饮食，忌饱餐。选用有利尿作用的食材，如芹菜、海带、赤小豆、西瓜等，也可用玉米须煎水代茶饮。

（3）保持床单位整洁干燥，定时翻身，协助患者正确变换体位，避免推、拉、扯等动作，预防压疮。可使用减压垫、气垫床、翻身枕等预防压疮的辅助工具。做好皮肤护理，以温水清洁皮肤，勤换内衣裤、勤剪指（趾）甲。对会阴部水肿患者，应做好会阴清洗工作，防止尿路感染；男性患者可予吊带托起阴囊防止摩擦，减轻水肿。对下肢水肿者，可抬高双下肢，利于血液回流。

（4）应用利尿剂后观察用药后效果，定期复查电解质，观察有无水、电解质紊乱。

（5）形寒肢冷者注意保温，可用艾叶煎水浴足，温阳通脉促进血液循环。

（6）中药汤剂宜浓煎，少量多次温服，攻下逐水药宜白天空腹服用。

## 四、健康指导

### （一）生活起居

（1）指导患者制定适宜的作息时间表。在保证夜间睡眠时间的基础上，尽量安排有规律的起床和入睡时间，最好在上午、下午各有 1 次卧床休息或短暂睡眠的时间，以 30 分钟为宜，不宜超过 1 小时。

（2）强调动静结合，根据心功能情况（表 2－1），进行适当活动和锻炼。患者活动中若出现明显胸闷、气促、眩晕、面色苍白、发绀、汗出、极度疲乏时，应停止活动，就地休息。

表 2 - 1　NYHA 心功能分级

| 心功能分级 | 依据及特点 |
| --- | --- |
| Ⅰ级 | 患有心脏病，但日常活动不受限制，一般体力活动均可耐受，无自觉症状 |
| Ⅱ级 | 体力活动轻度受限。休息时无自觉症状，但平时一般活动可出现疲乏、心悸、气促或心绞痛等症状，休息后很快缓解 |
| Ⅲ级 | 体力活动明显受限。休息时无症状，稍有平时一般活动，即可出现上述症状，休息较长时间后症状方可缓解 |
| Ⅳ级 | 体力活动完全受限。休息时亦有上述症状，稍有轻体力活动后症状即更为严重 |

　　A．心功能Ⅳ级者：绝对卧床休息。1 ～ 2 天病情稳定后从以被动运动方式活动患者各关节过渡到床上主动活动，再到协助患者下床坐直背扶手椅，逐步增加下床活动时间。在日常生活活动方面，帮助患者床上进食、洗漱、翻身、坐盆大小便等。

　　B．心功能Ⅲ级者：卧床休息，严格限制一般的体力活动。从床边站立、移步、扶持步行练习到反复床边步行、室内步行练习。在日常生活活动方面，从帮助患者床边进食、坐椅子、上厕所、坐式沐浴到患者自行顺利完成。

　　C．心功能Ⅱ级者：多卧床休息，中度限制一般的体力活动，避免较重的体力活动。由室外步行，自行上 1 层楼梯，逐步过渡到成功完成 6 分钟步行试验（表 2 - 2），制定步行处方。日常活动中能做到自行站位沐浴，蹲厕大小便，参加轻松的文娱活动，如广播操、健身操、太极拳等。

表 2-2　6 分钟步行试验（6MWT）

| 心力衰竭分度 | 6 分钟步行距离 |
|---|---|
| 重度 | 小于 150 米 |
| 中度 | 150 ～ 450 米 |
| 轻度 | 大于 450 米 |

目的：测定被检查者 6 分钟的步行距离，主要用于评估被检查者的运动耐力和心脏储备功能及评价中、重度心肺疾病患者对于治疗干预的疗效。

D．心功能 Ⅰ 级者：不限制一般的体力活动，但必须避免重体力活动。增加午睡和晚上睡眠时间，全天控制在 10 小时内为宜。

（3）恢复期可采用静坐调息法，有助于降低基础代谢率，减少心脏耗氧量。方法：患者取坐位，双手伸开，平放于大腿上，双脚分开与肩等宽，膝关节、髋关节均成 90°，沉肩坠肘，含胸收腹，双眼微闭，全身放松。病重者可盘坐于床上。有意识地调整呼吸，采用自然腹式呼吸，要求呼吸做到深、长、细、匀、稳、悠。呼气时轻轻用力，使腹肌收缩，膈肌上抬。呼气完毕后不要憋气，立即吸气，使胸廓膨胀，膈肌下移，腹壁鼓起，要求做到自然柔和，缓慢松弛，避免紧张。呼气和吸气时间之比为 3:2，每分钟呼气 10 ～ 15 次，疗程视病情而定。

（二）饮食指导

### 1．饮食调节原则

宜进食低盐、低脂、清淡、易消化、富含维生素和微量元素的食物。

（1）心肺气虚、血瘀饮停证者，饮食宜甘温，忌生冷肥腻之品。宜食补益心肺、活血化瘀之品，如莲子、大枣、蜂蜜、花生等。可选食红糖银耳羹等。

（2）气阴两虚、心血瘀阻证者，饮食宜甘凉，忌食辛辣、温燥、动火之食物。宜食益气养阴、活血化瘀之品，如山药、银耳、百合、莲子、枸杞子等。

（3）阳气亏虚、血瘀水停证者，饮食宜温热，忌生冷、寒凉、黏腻食物。宜食益气温阳、化瘀利水之品，如海参、鸡肉、羊肉、桃仁、木耳、大枣、冬瓜、玉米须等。可选食莲子山药饭等。

（4）肾精亏虚、阴阳两虚证者，饮食宜温，忌辛辣寒凉之物。宜食填精化气、益阴通阳之品，如芝麻、黑豆、枸杞、鹌鹑、牡蛎、鸽肉、桑椹等。可选食山药鸡蛋羹等。

（5）阳虚水泛证者，宜食温阳利水、泻肺平喘之品，如牛鞭、海参、羊肉、冬瓜等。

（6）痰浊壅肺证者，宜食宣肺化痰之品，如橘皮薏苡仁粥等。

### 2．控制液体摄入量

减轻心脏负荷，24 小时入量比出量少 200 ～ 300 mL 为宜。

### 3．控制钠盐摄入量

钠盐限制量视心衰的程度而定。遵医嘱，轻度心衰者每日供给食盐不超过 5 g，中度者每日不超过 3 g，重度者每日不超过 1 g。

### 4．进食的次数

宜少量多餐，每日进餐 4 ～ 6 次，晚餐进食宜少，避免饱餐。

## （三）情志调理

（1）指导患者注意调摄情志，避免七情过激和外界不良刺激，不宜用脑过度，避免情绪波动。

（2）劝慰患者正确对待因病程较长造成的体虚、易急躁的情绪变化，帮助患者保持心情愉快，消除因此产生的紧张心理，树立战胜疾病的信心和勇气，以利于疾病的好转或康复。

（3）告知患者诱发心力衰竭的各种因素，使患者对疾病有正确的认识，掌握相关的医学知识，积极主动加强自我保健，增强遵医行为。

## （四）用药指导

### 1．利尿剂

利尿剂包括排钾和保钾利尿剂两大类，排钾利尿药主要有氢氯噻嗪、呋塞米、托拉塞米等；保钾利尿药包括螺内酯等。遵医嘱正确使用利尿剂，注意观察和预防药物不良反应。噻嗪类利尿剂最主要的不良反应是低血钾症，从而诱发心律失常或洋地黄中毒，故因监测血钾。患者出现低血钾症时常表现为乏力、腹胀、肠鸣音减弱、心电图 U 波增高等。服用排钾利尿药时多补充含钾丰富的食物，如鲜橙汁、西红柿汁、柑橘、香蕉、枣、杏、无花果、马铃薯、深绿色蔬菜等，必要时遵医嘱补充钾盐。

### 2．血管紧张素转化酶抑制药（ACEI）

ACEI 是目前治疗慢性心衰的首选用药，治疗应从小剂量开始，患者能够很好耐受后逐渐加量，至适量后长期维持，终生用药，避免突然撤药。常见药物有：卡托普利、培哚普利等。其主要不良反应包括干咳、低血压和头晕、肾损害、高钾血症、血管神经性水肿等，在用药期间须监测血压，避免体位的突然改变，监测血钾水平和肾功能。若患者出现不能耐受的咳嗽或血管神经性水肿应停止用药。当患者因服用 ACEI 引起干咳不能耐受时，可改用血管紧张素受体阻滞药（ARB），常见药物有氯沙坦、颉沙坦、厄贝沙坦等，小剂量起用，逐步增加至目标推荐剂量或可耐受最大剂量。

### 3. β受体阻断药

常见药物有美托洛尔、比索洛尔等，其主要不良反应有液体潴留（可表现为体重增加）和心衰恶化、心动过缓和低血压等，应注意监测心率和血压，当患者心率低于 50 次/分或低血压时，应停止用药并及时报告医生。

### 4. 洋地黄类药物

常见药物有地高辛、毛花苷 C（西地兰）等，使用过程中警惕洋地黄中毒。洋地黄中毒最重要的反应是各类心律失常，最常见者为室性期前收缩，多呈二联律或三联律，其他如房性期前收缩、心房颤动、房室传导阻滞等。另外还会出现胃肠道反应如食欲下降、恶心、呕吐和神经系统症状如头痛、倦怠、视力模糊、黄绿视等。

# 第二节　阵发性房颤（促脉证）

心房颤动，简称房颤，是严重的心房活动紊乱，是临床上最常见的心律失常之一，随着年龄增长，房颤发生率成倍增加。

促脉证是指因心之气血阴阳亏虚，或痰饮瘀血阻滞，致心失所养或邪扰心神，以患者自觉心中悸动，惊惕不安，甚则不能自主为主要表现的病证。

## 一、病因和诱因

### （一）体虚劳倦

禀赋不足，素体亏虚，或久病伤正，耗损心之气阴，或劳倦太过伤脾，生化乏源，气血阴阳亏虚，脏腑功能失调，致心神失养，发为心悸。或心阳虚衰，血行无力，血脉瘀滞；或虚及脾肾之阳，水湿不得运化，成痰成饮，上逆于心；或肺气亏虚，不能助心以治节，则心脉运行不畅。

### （二）饮食不当

嗜食膏粱厚味、煎炸炙煿之品，损伤脾胃，脾失健运，痰浊内生，蕴热化火，痰火扰心；或过食生冷，伤脾滋生痰浊，痰阻心脉。

（三）七情所伤

平素心虚胆怯，突遇惊恐，惊则气乱，恐则气下，杵犯心神，心神动摇，不能自主；或因忧思过度，劳伤心脾，阴血暗耗，心失所养；或因长期抑郁而致肝气郁结，气滞血瘀，心脉不畅；或因大怒伤肝，怒则气逆，大恐伤肾，恐则伤精，阴虚于下，火逆于上，动撼心神。

（四）感受外邪

风、寒、湿三气杂至，合而为痹。痹证日久，复感外邪，内舍于心，痹阻心脉，心血瘀阻；或风寒湿热之邪，由血脉内侵于心，耗伤心之气血阴阳。

（五）药物损伤

药物过量或毒性较剧，损及心。常见药物包括中药附子、乌头、雄黄、蟾蜍、麻黄等。

（六）诱因

房颤常发生于器质性心脏病患者，如冠心病、高血压性心脏病、风湿性心脏瓣膜病、甲状腺功能亢进性心脏病、缩窄性心包炎、心肌病、感染性心内膜炎及慢性肺源性心脏病等。正常人在情绪激动、运动或急性乙醇中毒时亦可发生房颤。

## 二、常见证候要点

### （一）气阴两虚证

证见：心中悸动，五心烦热，失眠多梦，短气，咽干，口干烦躁，舌红，少苔。

### （二）心虚胆怯证

证见：心悸怔忡，善惊易恐，坐卧不安，恶闻声响，多梦易醒，舌质淡红，苔薄白。

### （三）痰热内扰证

证见：心悸，睡眠不安，心烦懊恼，胸闷脘痞，口苦痰多，头晕目眩，胸闷或胸痛，舌红，苔黄腻。

### （四）气虚血瘀证

证见：心悸怔忡，气短乏力，胸闷心痛阵发，面色淡白，或面唇紫暗，舌质黯淡或有瘀斑。

## 三、常见症状和证候施护

### (一) 心悸

（1）严密观察心率、心律、呼吸、面色、血压等的变化。遵医嘱对重症患者持续心电监护。患者出现呼吸不畅、面色苍白、大汗或自觉濒死感时，立即报告医师并留置静脉通路，遵医嘱予吸氧、药物治疗，配合做好急救工作。

（2）心悸发作时，卧床休息，取舒适体位，尽量减少搬动患者；病室保持安静，避免噪音干扰，减少探视。

（3）遵医嘱予穴位贴敷，取关元（附图25）、气海（附图21）、膻中（附图11）、足三里（附图22）、太溪（附图36）、复溜（附图37）、内关（附图20）、三阴交（附图17）等穴。

（4）遵医嘱予穴位按摩，取神门（附图38）、心俞（附图39）、肾俞（附图29）、三阴交（附图17）、内关（附图20）等穴；伴汗出者可加合谷（附图1）。

### (二) 胸闷、胸痛

（1）密切观察胸闷、胸痛的部位、性质、持续时间、诱发因素及伴随症状，遵医嘱监测心率、心律、脉搏、血压等的变化。绝对卧床休息，遵医嘱给予氧气吸入。出现异常或胸痛加剧、汗出肢冷时，报告医师，配合处理。遵医嘱用药，并观察服药后症状缓解程度。

（2）遵医嘱予穴位贴敷，取心俞（附图39）、膈俞（附图40）、脾俞（附图30）、肾俞（附图29）、内关（附图20）、膻中（附图 11）等穴。

（3）遵医嘱予穴位按摩，取内关（附图 20）、神门（附图 38）、心俞（附图 39）、膻中（附图 11）等穴。

（4）遵医嘱予艾灸治疗，取心俞（附图 39）、膈俞（附图 40）、膻中（附图 11）、足三里（附图 22）、内关（附图 20）、气海（附图 21）等穴。气虚血瘀者可予隔姜灸，取心俞（附图 39）、膻中（附图 11）、关元（附图 25）、气海（附图 21）等穴；也可予艾条灸，取足三里（附图 22）、内关（附图 20）等穴。气阴两虚、痰热内扰病证者慎用此法。

## （三）气短、乏力

（1）卧床休息，限制活动，减少探视。

（2）加强生活护理，做好患者安全防护。

（3）遵医嘱予穴位贴敷，取内关（附图 20）、神门（附图 38）、关元（附图 25）、气海（附图 21）等穴。

## （四）夜寐不安

（1）环境安静舒适，光线宜暗，避免噪音，被褥松软适宜。

（2）遵医嘱予穴位按摩，睡前按摩神门（附图 38）、三阴交（附图 17）、中脘（附图 24）等穴。

## 四、健康指导

### （一）生活起居

（1）合理安排休息与活动，协助患者制定合理作息时间，不宜晚睡，睡前不宜过度兴奋。最好在上午、下午各有 1 次卧床休息或短暂睡眠的时间，以 30 分钟为宜。

（2）季节交替气候变化大时，注意预防感冒。

（3）发作期静卧休息，缓解期适当锻炼，根据患者情况制订活动计划，活动量应按循序渐进的原则，以不引起胸闷、心悸等不适症状为度，活动中密切观察患者心率、呼吸、血压变化，如有头晕、气促、汗出、胸闷痛等症状要停止活动，休息缓解，严重不适及时报告医生处理。

（4）指导患者养成每天定时排便习惯，排便时勿用力屏气，保持排便通畅。

### （二）饮食指导

（1）气阴两虚证者，宜食补气、性平、味甘或甘温、营养丰富、容易消化的食物，如大枣、花生、山药等；忌食破气耗气、生冷性凉、油腻厚味、辛辣的食物，避免食用煎炸食物。

（2）心虚胆怯证者，宜食滋阴清热、养阴安神的食物，如柏子玉竹茶；忌食辛辣香燥食品。

（3）痰热内扰证者，宜食清热化痰、补中益气、滋养心阴的食物，如荸荠、甘蔗等；也可选用薏苡仁、大枣、山药、莲子等药食同源之品熬粥食用。

（4）气虚血瘀证者，宜食补气、化瘀通络、行气活血的食物，如山药、菱角、荔枝、葡萄、鲢鱼、鳝鱼等；也可选用桃仁、油菜等活血祛瘀的食物；忌食破气耗气、生冷酸涩、油腻厚味、辛辣等食品。

（三）情志护理

（1）对心悸发作时自觉心慌恐惧的患者专人守护，稳定患者的情绪。

（2）指导患者平淡静志，避免七情过激和外界不良刺激。消除患者的紧张心理，帮助患者树立战胜疾病的信心和勇气，以利于疾病的好转或康复。

（3）告知患者诱发促脉证的各种因素，使患者对疾病有正确的认识，积极主动加强自我保健，提高患者的依从性。

# 第三节 原发性高血压（眩晕）

2020 年国际高血压学会（ISH）发布的全球高血压实践指南将高血压定义为非同日多次重复测量后，诊室收缩压≥140 mmHg 和/或诊室舒张压≥90 mmHg。该定义适用于所有成年人（年龄≥18 岁）。

眩晕是由风阳上扰、痰瘀内阻等导致脑窍失养，脑髓不充，以头晕目眩、视物运转为主要临床表现的病证。

## 一、病因和诱因

### (一) 情志内伤

素体阳盛，或恼怒忧郁太过，情志不遂，肝气郁结，肝失调达，气郁化火，灼伤肝阴，肝阳化风，风阳上扰清窍，发为眩晕。

### (二) 年高肾亏

肾为先天之本，主藏精生髓，脑为髓之海。若年高肾亏，髓海不足，无以充盈于脑；体虚多病，损伤肾精肾气；房事过度，耗损阴经，导致髓海空虚，发为眩晕。

### (三) 病后体虚

久病体虚，耗伤气血，或失血之后，虚而未复，以致气血两虚，气虚则清阳不升，血虚则清窍失养，发为眩晕。

### (四) 饮食不节

饮食不节，伤及脾胃，气血生化乏源，清窍失养；或嗜酒无度，过食肥甘，损伤脾胃，以致脾失健运，水湿内停，聚湿生痰，痰阻中焦，使清阳不升，脑失所养，发为眩晕。

（五）外感六淫

寒性收引，火性炎上，暑性升散，风性开泄，湿性黏滞，燥性干涩，均可致经脉运行失度，挛急异常，而致脑失所养，发为眩晕。

（六）遗传因素

原发性高血压有明显的家族聚集性。双亲均患高血压的血压正常的子女，将来发生高血压的概率高达46%。约60%高血压患者有高血压家族史。

（七）饮食习惯

流行病学和临床观察均显示食盐摄入量与高血压的发生和血压水平呈正相关。另外，饮食低钾、高蛋白摄入，饮食中饱和脂肪酸或饱和脂肪酸与不饱和脂肪酸的比值较高也可能属于升压因素。饮酒也和血压水平呈线性相关。

（八）精神刺激

脑力劳动者高血压患病率超过体力劳动者，从事精神紧张度高的职业和长期噪声环境中的工作者患高血压较多。

（九）吸烟

烟龄、每日吸烟量、开始吸烟年龄等因素也和血压水平呈线性相关。

（十）其他

其他因素包括体重增加、睡眠呼吸暂停综合征、某些药物副作用等。

## 二、常见证候要点

（一）肾气亏虚证

证见：腰脊酸痛（外伤性除外），胫酸膝软和足跟痛，耳鸣或耳聋，心悸或气短，发脱或齿摇，夜尿频、尿后有余沥或失禁，舌淡苔白，脉沉细弱。

（二）痰瘀互结证

证见：头重如裹，胸闷，呕吐痰涎，胸痛（刺痛、痛有定处或拒按），脉络瘀血，皮下瘀斑，肢体麻木或偏瘫，口淡食少，舌胖苔腻，脉滑，或舌质紫暗，有瘀斑、瘀点，脉涩。

（三）肝火亢盛证

证见：眩晕，头痛，急躁易怒，面红，目赤，口干，口苦，便秘，溲赤，舌红苔黄，脉弦数。

（四） 阴虚阳亢证

证见：腰膝酸软，五心烦热，心悸，失眠，耳鸣，健忘，舌红少苔，脉弦细而数。

原发性高血压通常起病缓慢，早期常无症状，可偶于体格检查时测量血压后发现，少数患者则在发生心、脑、肾等器官并发症后才被发现。高血压患者可有头晕、头痛、颈项板紧、疲劳、心悸、耳鸣等症状，但并不一定与血压水平成正比，也可出现视力模糊、鼻出血等较重症状。

# 三、常见症状和证候施护

（一） 眩晕

（1） 眩晕发作时应卧床休息，改变体位时应动作缓慢，防止跌倒，避免深低头、旋转等动作。环境宜清静，避免声光刺激。

（2） 观察眩晕发作的次数、持续时间、伴随症状及血压变化等。

（3） 进行血压监测并做好记录，可晨起加睡前进行测量，至少测量2次，间隔1～2分钟，取多次测量平均值加以记录。若出现血压持续上升或伴有眩晕加重、头痛剧烈、呕吐、视物模糊、语言謇涩、肢体麻木或行动不便者，要立即就医。

（4） 遵医嘱予穴位按摩，可取百会（附图7）、风池（附图5）、上星（附图41）、头维（附图42）、太阳（附图4）、印堂（附图6）等穴，每次20分钟，每晚睡前1次。

（二）头痛

（1）观察头痛的性质、持续时间、发作次数及伴随症状。

（2）进行血压监测并做好记录，血压异常出现不适症状及时就医处理。

（3）头痛时嘱患者卧床休息，抬高床头，改变体位时如起、坐、下床动作要缓慢，必要时要有人扶持，确保安全。

（4）避免劳累、情绪激动、精神紧张、环境嘈杂等不良因素。

（5）遵医嘱予穴位按摩，常取太阳（附图4）、印堂（附图6）、风池（附图5）、百会（附图7）等穴。

（6）目赤心烦、头痛者，可用菊花泡水代茶饮。

（三）心悸、气短

（1）观察心悸发作是否与情志、进食、体力活动等变化有关。

（2）心悸发作时卧床休息，观察患者心率、心律、血压、呼吸、神色、汗出等的变化。

（3）心悸发作有恐惧感者，应有专人陪伴，并给予心理安慰。

（4）遵医嘱予穴位按摩：主穴可取内关（附图20），配穴可取心俞（附图39）、膻中（附图11）、劳宫（附图43）、照海（附图44）等穴。

（四） 呕吐、痰涎

（1） 急性发作呕吐剧烈者暂禁食，呕吐停止后可给予流质或半流质易消化饮食。

（2） 出现恶心呕吐时，及时清理呕吐物，使患者取仰卧位、头偏向一侧，以防止窒息，可揉按双侧内关（附图20）、合谷（附图1）、足三里（附图22）等穴，以降血压止吐。

（3） 呕吐甚者，可口含鲜生姜片，或服少量姜汁。

（4） 呕吐停止后协助患者用温开水或淡盐水漱口以保持口腔清洁。

（5） 宜食细软、温热素食，如生姜枇杷叶粥或生姜陈皮饮，忌食生冷、肥甘、滋腻生痰之品。

# 四、健康指导

## （一） 生活起居

（1） 病室保持安静，舒适，空气新鲜，光线不宜过强。

（2） 眩晕轻者可适当休息，不宜过度疲劳。眩晕急性发作时，应卧床休息，闭目养神，减少头部晃动，切勿摇动床架，症状缓解后方可下床活动，动作宜缓慢，防止跌倒。

（3） 为避免强光刺激，外出时佩戴变色眼镜。不宜从事高空作业、驾驶、游泳等有危险性的活动。

（4） 指导患者自我监测血压，如实做好记录，以供临床治疗参考。可晨起加睡前进行测量，测量前60分钟避免喝咖啡、进食、吸烟；前30分钟避免运动锻炼；保持静坐5分钟及以上后方才测量。测量前应排空大小便，去除所有覆盖在测量部位的衣物，保持环境安静、温暖。测量时应靠背坐，不要交叉腿，双脚轻放在地面上，全身放松，袖带与心脏平齐，大小适中，至少测量 2 次，间隔 1～2 分钟，取多次测量平均值记录。

（5）指导患者戒烟限酒。

（6）将夏枯草、菊花、决明子和蚕沙匀量装入布袋制成中药枕芯，将含中药枕芯的枕头枕于头部，通过药物的发散作用达到清肝明目、息风化痰之功效。

（二）饮食指导

（1）指导患者正确选择清淡、高维生素、高钙、低脂肪、低胆固醇、低盐饮食。

（2）肾气亏虚证者，饮食宜富营养，如甲鱼、淡菜、银耳等，忌食煎炸、炙烤、辛辣之品及烟酒。平时可以将黑芝麻、核桃仁捣烂加适当蜂蜜调服。

（3）痰瘀互结证者，少食肥甘厚腻、生冷荤腥之品。素体肥胖者适当控制饮食，高血压患者饮食不宜过饱，急性发作呕吐剧烈者暂时禁食，呕吐停止后可给予半流质饮食。可配合食疗，如荷叶粥（取适量荷叶清洗后放入锅中，加水煮沸后小火煮 30 分钟，捞出荷叶，加入洗净的米，小火煮至米烂粥熟，适当调味）。

（4）肝火亢盛证者，饮食以清淡为主，宜食山楂、淡菜、紫菜、芹菜等，禁食辛辣、油腻及过咸之品。

（5）阴虚阳亢证者，饮食宜清淡和富于营养、低盐，多吃新鲜蔬菜水果，如芹菜、萝卜、海带、雪梨等，忌食辛辣食物、烟酒、动物内脏等。可配合菊花泡水代茶饮。

（三）情志调理

（1）多与患者沟通，了解其心理状态，进行有效的针对性指导。

（2）肝阳上亢情绪易激动者，讲明情绪激动对疾病的不良影响，指导患者学会自我情绪控制。

（3）眩晕较重，心烦焦虑者，给患者提供安静的休养空间，鼓励患者听舒缓音乐，分散心烦焦虑感。

（4）多与患者介绍有关疾病的知识，增强患者信心，鼓励患者积极面对疾病。

（5）根据不同证型选择不同的音乐，如肝火亢盛者，可给予商调式音乐，能起到良好的平息愤怒和稳定血压作用，如《江河水》《汉宫秋月》等；如阴虚阳亢者，可给予羽调式音乐，其清幽柔和的特点有滋阴潜阳的作用，如《二泉映月》《寒江残雪》等。

（四）功能锻炼护理

根据患者病情，在专业人士指导下可选择合适的降压操进行适当功能锻炼。

## 降 压 操

（1）预备动作：坐在椅子或沙发上，姿势自然端正，正视前方，两臂自然下垂，双手手掌放在大腿上，膝关节呈90°角，两足分开与肩同宽，全身肌肉放松，呼吸均匀。

（2）按揉太阳穴：顺时针旋转一周为一拍，约做32拍。

（3）按摩百会穴：用手掌紧贴百会穴旋转一周为一拍，共做32拍。

（4）按揉风池穴：用双手拇指按揉双侧风池穴，顺时针旋转一周为一拍，共做32拍。

（5）摩头清脑：两手五指自然分开，用小鱼际从前额向耳后按摩，从前至后弧线行走一次为一拍，约做32拍。

（6）擦颈：用左手掌大鱼际擦抹右颈部胸锁乳突肌，再换右手擦左颈，擦一次为一拍，共做32拍。

（7）揉曲池穴：按揉曲池穴，先用右手再换左手，旋转一周为一拍，共做32拍。

（8）揉关宽胸：用大拇指按揉内关穴，先揉左手后揉右手，顺时针方向按揉一周为一拍，共32拍。

（9）引血下行：分别用左、右手拇指按揉左、右小腿的足三里穴，旋转一周为一拍，共做32拍。

（10）扩胸调气：两手放松下垂，然后握空拳，屈肘抬至肩高，向后扩胸，最后放松还原。

（五）药物治疗

## 1. 利尿剂

利尿剂通常单独用于治疗轻度高血压，并与其他药物联合用于治疗中度或重度高血压，尤其是对于心力衰竭和水肿患者。代表性药物是氢氯噻嗪和吲达帕胺，它们被用作各种高血压的基本降压药物，经常与其他抗高血压药物联合使用，以提高疗效或减少不良反应。长期使用利尿剂容易导致代谢紊乱，如糖耐量受损、血糖升高、高尿酸血症、血液中胆固醇和甘油三酯升高、高密度脂蛋白降低和性欲下降。

## 2. 钙拮抗剂

钙拮抗剂适用于各种类型的高血压，尤其适用于糖尿病、哮喘、高脂血症、肾功能不全或心绞痛的高血压患者。代表性药物为硝苯地平、氨氯地平、非洛地平、拉西地平和尼群地平。心动过速是由药物血管扩张反射激活交感神经系统引起的。必要时可将钙拮抗剂与β受体阻滞剂联合使用，以减少心动过速的发生。心衰患者慎用，可加重对心脏的抑制作用。头痛和面红是由药物的血管扩张作用引起的，随着服药时间的延长，症状可以减轻或消失。如果症状明显或患者不能忍受，可以用另一种降压药代替。胫骨前及踝关节水肿是钙拮抗剂治疗的常见副作用，与利尿剂联合使用可减轻或消除水肿症状。便秘是由药物对肠平滑肌钙离子转运的影响引起的，这也是钙拮抗剂的常见副作用。

## 3. β受体阻滞剂

β受体阻滞剂广泛应用于轻中度高血压患者，尤其是年轻高血压患者和劳力性心绞痛患者，但不用于心力衰竭、支气管哮喘和糖尿病患者（因为它能减少胰岛素分泌，干扰糖代谢）。临床上用于轻中度高血压患者，对心输出量高或血浆肾素水平高的高血压患者有较好的疗效。代表性药物有普萘洛尔、美托洛尔、比索洛尔、拉贝塔洛尔（α、β受体阻滞剂）和卡维地洛。主要不良反应为支气管收缩、心脏骤停和反跳，长期用药不能停止。

### 4. ACEI

ACEI能改善糖、脂代谢，防治心力衰竭，逆转心室肥大，常用于冠心病、心室肥大、心力衰竭、糖尿病、高脂血症的高血压患者。但不适用于肾功能不全、肾动脉狭窄、妊娠等高血压患者。代表性药物有卡托普利、依那普利、培哚普利、贝那普利、福辛普利、雷米普利等。常见不良反应为干咳、神经血管水肿、肾功能损害等常见不良反应。

### 5. 血管紧张素Ⅱ受体阻滞剂（ARB）

ARB临床应用与ACEI抗高血压药物相似。适用于原发性和肾性高血压。可预防和治疗心功能不全和逆转心室肥大。它也是糖尿病高血压患者的首选药物。ARB不会引起缓激肽滞留，因此不会引起干咳。

## （六）高血压急症的识别

高血压急症是指高血压患者在某些诱因作用下，血压突然呈显著升高（一般不超过180/120 mmHg），同时伴有进行性心、脑、肾等重要靶器官功能不全的表现。高血压急症包括高血压脑病、颅内出血、脑梗死、急性心力衰竭、急性冠状动脉综合征、主动脉夹层动脉瘤、子痫、急性肾小球肾炎等。少数患者舒张压持续≥130 mmHg，伴有头痛，视力模糊，眼底出血、渗出和视盘水肿，肾脏损害突出，持续蛋白尿、血尿及管型尿，称为恶性高血压。当患者居家出现以上症状时应立即就医处理。

# 第四节　冠状动脉粥样硬化性心脏病（胸痹心痛）

　　冠状动脉粥样硬化性心脏病（简称冠心病）是指冠状动脉粥样硬化使血管腔狭窄、阻塞和（或）因冠状动脉功能性改变（痉挛）导致心肌缺血缺氧或坏死而引起的心脏病。

　　胸痹心痛是由邪痹心络，气血不畅所致，以膻中和左胸部发作性憋闷、疼痛，甚则心痛彻背、短气、喘息不得卧等为主要临床表现的病证。

## 一、病因和诱因

### （一）寒邪内侵

　　寒主收引，可抑遏阳气，即暴寒折阳，又可使血行瘀滞，发为本病。素体阳衰，胸阳不足，阴寒之邪乘虚侵袭，寒凝气滞，致使胸阳痹阻，气机不畅而成胸痹；或阴寒凝结，日久寒邪伤人阳气，心阳虚衰，心脉痹阻，亦可成胸痹。

## （二）年迈体虚

本病多见于中老年人，年过半百，肾中精气渐衰。肾阳虚衰，则不能鼓动五脏之阳，使心气不足或心阳不振，血脉失于温运，痹阻不畅而致胸痹；肾阴亏虚，则不能濡养五脏之阴，使心阴内耗，心脉不充，发为胸痹。心阴不足，心火燔炽，下汲肾水，耗伤肾阴；心肾阳虚，阴寒之邪上乘，阻滞气机，胸阳失运，发生胸痹。

## （三）饮食不节

嗜食膏粱厚味，或嗜烟酗酒，湿热蕴积，郁结中焦，损伤脾胃，灼津为痰，阻塞经络，气机不畅，心脉痹阻而成胸痹。如痰浊留恋日久，痰阻血瘀，亦成本病。

## （四）情志不遂

忧思伤脾，脾失健运，转输失能，津液不布，聚湿生痰，痰踞心胸，胸阳痹阻，发为胸痹；郁怒伤肝，肝失疏泄，郁久化火，灼津生痰或气郁血滞，血行不利，脉络不通，而发胸痹。

## （五）年龄、性别

本病多发于 40 岁以上人群，49 岁以后发病率明显增加，但近年来发病年龄有年轻化趋势。与男性相比，女性发病率较低，与雌激素有抗动脉粥样硬化的作用有关，故女性在绝经期后发病率明显增加。

（六） 血脂异常

脂质代谢异常是动脉粥样硬化最重要的危险因素。

（七） 高血压

血压增高与本病密切相关。60% ~ 70% 的冠状动脉粥样硬化患者有高血压。

（八） 吸烟

吸烟可造成动脉壁氧含量不足，促进动脉粥样硬化的形成。烟草中的尼古丁还可直接作用于冠状动脉和心肌，导致冠状动脉痉挛和心肌损伤。

（九） 糖尿病和糖耐量异常

糖尿病患者的冠心病发病率比非糖尿病患者的高出数倍，且病情进展迅速。

（十） 其他

其他因素包括肥胖，缺少体力活动，进食过多的动物脂肪、胆固醇、糖和钠盐，遗传因素，A 型性格，等等。

## 二、常见证候要点

### （一）心痛发作期

**1. 寒凝血瘀证**

证见：遇冷则疼痛发作，或闷痛，舌淡暗，苔白腻，脉滑涩。

**2. 气滞血瘀证**

证见：疼痛剧烈，多与情绪因素有关，舌暗或紫暗，苔白，脉弦滑。

### （二）心痛缓解期

**1. 气虚血瘀证**

证见：胸闷、胸痛，动则尤甚，休息时减轻，乏力气短，心悸汗出，舌体胖有齿痕，舌质暗有瘀斑或瘀点，苔薄白，脉弦或有间歇。

**2. 气阴两虚、心血瘀阻证**

证见：胸闷隐痛，时作时止，心悸气短，倦怠懒言，面色少华，头晕目眩，遇劳则甚，舌暗红少津，脉细弱或结代。

### 3. 痰阻血瘀证

证见：胸脘痞闷如窒而痛，或痛引肩背，气短，肢体沉重，形体肥胖痰多，纳呆恶心，舌暗苔浊腻，脉弦滑。

### 4. 气滞血瘀证

证见：胸闷胸痛，时痛时止，窜行左右，疼痛多与情绪因素有关，伴有胁胀，喜叹息，舌暗或紫暗，苔白，脉弦。

### 5. 热毒血瘀证

证见：胸痛发作频繁、加重，口苦口干，口气浊臭，烦热，大便秘结，舌紫暗或暗红，苔黄厚腻，脉弦滑或滑数。

## 三、常见症状和证候施护

### （一）胸闷、胸痛

（1）密切观察胸痛的部位、性质、持续时间、诱发因素及伴随症状，遵医嘱监测心率、心律、脉搏、血压等的变化。出现异常或胸痛加剧，汗出肢冷时，立即汇报医师。

（2）发作时绝对卧床休息，必要时吸氧；立即舌下含服硝酸甘油1片，通常1～2分钟起效，持续时间约30分钟。如上述处理方法无效，3～5分钟后再含服硝酸甘油1片，最多含服3片。

（3）遵医嘱予穴位贴敷，取心俞（附图39）、膈俞（附图40）、脾俞（附图30）、肾俞（附图29）等穴。

（4）遵医嘱予中药泡洗。常选用当归、红花等活血化瘀药物。

（5）遵医嘱予穴位按摩。取内关（附图 20）、神门（附图 38）、心俞（附图 39）等穴。

（6）对寒凝血瘀、气虚血瘀者予隔姜灸，取心俞（附图 39）、膈俞（附图 40）、膻中（附图 11）、气海（附图 21）等穴，每日交替施灸；也可选用艾条灸，取足三里（附图 22）、内关（附图 20）等穴。

（二）心悸、气短

（1）观察心率、心律、血压、脉搏、呼吸频率、呼吸节律，面唇色泽及有无头晕、黑蒙等伴随症状。

（2）遵医嘱予穴位贴敷。取关元（附图 25）、气海（附图 21）、膻中（附图 11）、足三里（附图 22）、太溪（附图 36）、复溜（附图 37）等穴。

（3）遵医嘱予穴位按摩。取神门（附图 38）、心俞（附图 39）、肾俞（附图 29）、三阴交（附图 17）、内关（附图 20）等穴，伴汗出者加合谷（附图 1）、复溜（附图 37）。

（5）遵医嘱予中药泡洗。选用红花、当归、川芎、薄荷、艾叶等药物泡洗，伴失眠者配合按摩涌泉。

（三）便秘

（1）腹部按摩。顺时针按摩腹部，每次 15 ～ 20 分钟，每日 2 ～ 3 次。

（2）遵医嘱予穴位按摩。虚寒性便秘，取天枢（附图 14）、上巨虚（附图 45）等穴；实热性便秘取足三里（附图 22）、支沟（附图 46）、上髎（附图 47）、次髎（附图 48）等穴。

（3）晨起饮一杯 200 ～ 300 mL 温开水（糖尿病患者除外），15 分钟内分次频饮。

## 四、健康指导

### （一）生活起居

（1）环境安静，空气新鲜，温湿度适宜。

（2）避免劳累、饱餐、情绪激动、寒冷、便秘、感染等诱发因素，戒烟限酒。

（3）起居有常，发作时休息，缓解期适当锻炼，如快步走、打太极拳等，以不感到疲劳为度。

### （二）饮食指导

（1）寒凝血瘀者，宜食温阳散寒、活血通络之品，如龙眼肉、羊肉、韭菜、荔枝、山楂、桃仁、薤白、干姜、大蒜等；少食苦瓜等生冷、寒凉之品。

（2）气滞血瘀者，宜食行气活血之品，如山药、山楂、桃仁、木耳、白萝卜等；少食红薯、豆浆等壅阻气机之品。

（3）气虚血瘀者，宜食益气活血之品，如鸡肉、牛肉、蛇肉、山药、木耳、大枣、薏苡仁等。

（4）气阴两虚、心血瘀阻者，宜食益气养阴、活血通络之品，如甲鱼、鸭肉、海参、木耳、香菇、山药、荸荠、甘蔗、百合、莲子、藕汁等。

（5）痰阻血瘀者，宜食通阳泄浊、活血化瘀之品，如海参、海蜇、薏苡仁、荸荠、冬瓜、海带、白萝卜、蘑菇、百合、扁豆、桃仁、柚子等。

（6）**热毒血瘀者**，宜食清热解毒、活血化瘀之品，如百合、芹菜、菊叶、苦瓜、绿豆、莲子芯、黑木耳、荸荠、马齿苋等；忌食羊肉、荔枝、龙眼肉等温燥、动火之品。

## （三）情志调理

（1）保持情绪稳定，避免不良精神刺激。

（2）鼓励患者表达内心感受，针对性给予心理支持。

（3）指导患者掌握自我排解不良情绪的方法，如音乐疗法、谈心释放法、转移法。

## （四）用药指导

中药汤剂一般宜温服。发作时遵医嘱予硝酸甘油或速效救心丸舌下含服，注意观察用药后反应，包括药物起效时间、疼痛缓解的程度，心律、心率、血压等的变化；若症状未缓解，须及时通知医生，采取必要措施。

# 第三章　消化系统疾病

## 第一节　慢性胃炎（胃脘痛）

慢性胃炎指各种病因引起的胃黏膜呈非糜烂的炎性改变，如黏膜色泽不均、颗粒状增殖及黏膜皱襞异常等；组织学以显著炎症细胞浸润、上皮增殖异常、胃腺萎缩及瘢痕形成等为特点。

胃脘痛，又名胃痛，是因寒邪、饮食、情志及脏腑功能失调导致气机郁滞，胃失濡养，以上腹胃脘部近心窝处疼痛为主要临床表现的病证。

### 一、病因和诱因

（一）寒邪客胃

外感寒邪，脘腹受凉，或嗜食生冷，寒邪内客于胃，致使寒凝气滞，胃失通降，而致胃脘作痛。

## （二）饮食不节

饮食不节，暴饮暴食，饥饱失调，或用伤胃药物，均可伐伤胃气，致使气机升降失调而作胃痛；或恣食辛辣肥甘，致中焦湿热蕴生，耗损胃阴，胃失濡养而疼痛。

## （三）情志失调

忧思恼怒，肝郁气滞，肝失疏泄，横犯脾胃，致脾胃不和或肝脾不和，胃失和降而成胃痛。若肝气久郁，血行瘀滞，或久痛入络，胃络受阻，可导致瘀血内结，使胃痛加重，缠绵难愈。

## （四）脾胃虚弱

素体脾胃虚弱，或劳倦太过，失血过多，或久病不愈，损伤脾胃，均可致脾阳不足，中焦虚寒，致使胃络失于温养而痛；或久病伤阴，而致胃失濡养，胃气不和引发疼痛。

## （五）幽门螺杆菌感染

慢性胃炎最主要的病因是幽门螺杆菌感染。幽门螺杆菌具有鞭毛结构，可在胃内黏液层中自由活动，并依靠其黏附素与胃黏膜上皮细胞紧密接触，直接侵袭胃黏膜；幽门螺杆菌所分泌的尿素酶，能分解尿素产生氨，中和胃酸，既形成了有利于幽门螺杆菌定居和繁殖的中性环境，又损伤了上皮细胞膜；幽门螺杆菌能产生细胞毒素，使上皮细胞空泡变性，造成黏膜损害和炎症；幽门螺杆菌的菌体胞壁还可作为抗原诱导自身免疫反应，后者损伤胃上皮细胞。

## （六）食物、药物

浓茶、咖啡、油炸或辛辣食品等各种佐料，可促进胃液分泌，使原有胃炎者症状加重，但尚无其引起慢性胃炎的直接证据。非甾体抗炎药物如阿司匹林，可引起胃黏膜糜烂，糜烂愈合后可遗留慢性胃炎。

## （七）吸烟、饮酒

严重吸烟者，慢性胃炎的发病率明显上升；慢性嗜酒者多有浅表性胃炎，若不戒酒，可发展成萎缩性胃炎。

## （八）自身免疫

自身免疫性胃炎以富含壁细胞的胃体黏膜萎缩为主。壁细胞损伤后能作为自身抗原刺激机体的免疫系统而产生相应的壁细胞抗体和内因子抗体，破坏壁细胞，使胃酸分泌减少乃至缺失，还可影响维生素 $B_{12}$ 的吸收，导致恶性贫血。

## （九）十二指肠液反流

当幽门括约肌功能不全时，胆汁、胰液和十二指肠液反流入胃，削弱胃黏膜屏障功能，使胃黏膜遭受胃酸和胃蛋白酶的侵袭而产生炎症。

（十）其他

其他因素包括遗传、缺铁性贫血、铅接触、放射线接触、其他细菌或肝炎病毒感染等。

## 二、常见证候要点

（一）肝胃气滞证

证见：胃脘胀满或胀痛，胁肋胀痛，症状因情绪因素诱发或加重，嗳气频作，胸闷不舒，舌苔薄白，脉弦。

（二）肝胃郁热证

证见：胃脘饥嘈不适或灼痛，心烦易怒，嘈杂反酸，口干口苦，大便干燥，舌质红苔黄，脉弦或弦数。

（三）脾胃湿热证

证见：脘腹痞满，食少纳呆，口干口苦，身重困倦，小便短黄，恶心欲呕，舌质红，苔黄腻，脉滑或数。

（四）脾胃气虚证

证见：胃脘胀满或胃痛隐隐，餐后明显，饮食不慎后易加重或发作，纳呆，疲倦乏力，少气懒言，四肢不温，大便溏薄，舌淡或有齿印，苔薄白，脉沉弱。

（五）脾胃虚寒证

证见：胃痛隐隐，绵绵不休，喜温喜按，劳累或受凉后发作或加重，泛吐清水，神疲纳呆，四肢倦怠，手足不温，大便溏薄，舌淡苔白，脉虚弱。

（六）胃阴不足证

证见：胃脘灼热疼痛，胃中嘈杂，似饥而不欲食，口干舌燥，大便干结，舌红少津或有裂纹，苔少或无，脉细或数。

（七）胃络瘀阻证

证见：胃脘痞满或痛有定处，胃痛拒按，黑便，面黄暗滞，舌质暗红或有瘀点、瘀斑，脉弦涩。

## 三、常见症状和证候施护

（一）胃脘疼痛

（1）观察疼痛的部位、性质、程度、持续时间、诱发因素及伴随症状。出现疼痛加剧，伴呕吐、寒热，或出现厥脱先兆症状时应立即报告医师，采取应急处理措施。

（2）急性发作时宜卧床休息，给予精神安慰；伴有呕吐或便血时立即报告医师，指导患者暂禁饮食，避免活动及精神紧张。

（3）根据证型，指导患者进行饮食调护，忌食辛辣、肥甘、煎炸之品，戒烟酒。

（4）调摄精神，指导患者采用有效的情志转移方法，如深呼吸、全身肌肉放松、听音乐等。

（5）遵医嘱予穴位贴敷，取中脘（附图24）、胃俞（附图33）、足三里（附图22）等穴。

（6）遵医嘱予穴位按摩，取中脘（附图24）、天枢（附图14）、气海（附图21）等穴。

（7）遵医嘱予艾灸，取中脘（附图24）、气海（附图21）、关元（附图25）、足三里（附图22）等穴。

（二）胃脘胀满

（1）观察胀满的部位、性质、程度、时间、诱发因素及伴随症状。

（2）鼓励患者饭后适当运动，保持大便通畅。

（3）根据食滞轻重控制饮食，避免进食过饱。

（4）保持心情舒畅，避免郁怒、悲伤等情志刺激。

（5）遵医嘱予穴位贴敷，取脾俞（附图30）、胃俞（附图33）、肾俞（附图29）、天枢（附图14）、神阙（附图26）、中脘（附图24）、关元（附图25）等穴。

（6）遵医嘱予艾灸，取神阙（附图26）、中脘（附图24）、下脘（附图49）、天枢（附图14）等穴。

（7）腹部按摩：顺时针按摩，每次15～20分钟，每日2～3次。

（三）嗳气、反酸

（1）观察嗳气、反酸的频率、程度、伴随症状及与饮食的关系。

（2）指导患者饭后不宜立即平卧，发作时宜取坐位，可饮用温开水；若空腹时出现，应立即进食以缓解不适。

（3）忌生冷饮食，少食甜、酸之品，戒烟酒。

（4）指导患者慎起居，适寒温，畅情志，避免恼怒、抑郁。

（5）遵医嘱予穴位按摩，取足三里（附图22）、合谷（附图1）、天突（附图13）、中脘（附图24）、内关（附图20）等穴。

（6）遵医嘱予艾灸，取胃俞（附图33）、足三里（附图22）、中脘（附图24）、神阙（附图26）等穴。

（四）纳呆

（1）观察患者饮食状况、口腔气味、口中感觉、伴随症状及舌质与舌苔的变化，保持口腔清洁。

（2）定期测量体重，监测有关营养指标的变化，并做好记录。

（3）指导患者少食多餐，宜进食高热量、高优质蛋白、高维生素、易消化之品，忌肥甘厚味、煎炸之品。

（4）遵医嘱予穴位按摩，取足三里（附图22）、内关（附图20）、丰隆（附图50）、合谷（附图1）、中脘（附图24）、阳陵泉（附图32）等穴。

## 四、健康指导

### （一）生活起居

（1）病室安静，整洁，空气清新，温湿度适宜。

（2）生活规律，劳逸结合，适当运动，保证睡眠。急性发作时宜卧床休息。

（3）指导患者养成良好的饮食卫生习惯，制定推荐食谱，改变以往不合理的饮食结构与习惯。

（4）指导患者注意保暖，避免腹部受凉，根据气候变化及时增减衣服。

### （二）饮食指导

饮食以摄入质软、少渣、易消化食物，定时进食、少量、多餐为原则；宜细嚼、慢咽，减少食物对胃黏膜的刺激；忌食辛辣、肥甘、过咸、过酸、生冷之品，戒烟酒、浓茶、咖啡。

（1）肝胃气滞证者，宜食疏肝理气的食物，如香橼、佛手、山楂、桃仁、山药、萝卜、生姜等；忌食壅阻气机的食物，如豆类、红薯、南瓜等。

（2）肝胃郁热证者，宜食疏肝清热的食物，如栀子、杏仁、薏苡仁、莲子、菊花等。

（3）脾胃湿热证者，宜食清热除湿的食物，如荸荠、百合、马齿苋、赤小豆等。

（4）脾胃气虚证者，宜食补中健胃的食物，如鸡蛋、瘦猪肉、羊肉、大枣、桂圆、白扁豆、山药、茯苓等。

（5）脾胃虚寒证者，宜食温中健脾的食物，如猪肚、鱼肉、羊肉、鸡肉、桂圆、大枣、莲子、生姜等。

（6）胃阴不足证者，宜食健脾和胃的食物，如蛋类、莲子、山药、白扁豆、百合、大枣、薏苡仁、枸杞等；忌油炸食物、羊肉、狗肉、酒类等助火之品。

（7）胃络瘀阻证者，宜食活血祛瘀食物，如桃仁、山楂、大枣、赤小豆、生姜等；忌粗糙、坚硬、油炸、厚味之品，忌食生冷性寒之物。

（8）制订计划：医护人员与患者共同制订饮食计划，指导患者及家属改进烹饪技巧，改善食物的色、香、味，刺激患者食欲。胃酸少者应在食物完全煮熟后食用，以利于消化吸收，并可进食刺激胃酸分泌的食物，如肉汤、鸡汤等；胃酸多者应避免进食酸性、高脂肪食物，如红烧肉等。

（三）情志调理

（1）多与患者沟通，了解其心理状态，指导其保持乐观情绪。

（2）针对患者忧思恼怒、恐惧紧张等不良情志，指导患者采用移情相制疗法，转移其注意力，淡化，乃至消除其不良情绪；针对患者焦虑或抑郁的情绪变化，可采用暗示疗法或顺情从欲法。

（3）鼓励家属多陪伴患者，给予患者心理支持。

（4）鼓励病友间多沟通交流疾病防治经验，提高认识，增强治疗信心。

（5）指导患者和家属了解本病的性质，掌握控制疼痛的简单方法，减轻身体痛苦和精神压力。

（四）用药指导

**1. 胶体铋剂**

胶体次枸橼酸铋片为常用制剂，因其在酸性环境中方起作用，故宜在餐前半小时服用。服用胶体次枸橼酸铋片期间可使齿、舌变黑，故建议用吸管直接吸入咽下。部分患者服药后可出现便秘、粪便变黑，停药后可自行消失。少数患者有恶心、一过性血清转氨酶升高等副反应，极少出现急性肾损伤。

**2. 抗菌药物**

给患者配服阿莫西林前应询问患者有无青霉素过敏史，应用过程中注意有无迟发性过敏反应的出现，如皮疹。甲硝唑可引起恶心、呕吐等胃肠道反应，应在餐后半小时服用，并可遵医嘱用甲氧氯普胺、维生素 $B_{12}$ 等拮抗。

# 第二节　消化性溃疡（胃疡）

消化性溃疡是主要发生在胃和十二指肠的慢性溃疡，因溃疡的形成和胃酸、胃蛋白酶消化作用有关，故称为消化性溃疡。

胃疡在中医中属于胃脘痛的范畴。胃脘痛，又称为胃痛，是因寒邪、饮食、情志及脏腑功能失调导致气机郁滞，胃失濡养，以上腹胃脘部近心窝处疼痛为主要临床表现的病证。

## 一、病因和诱因

### （一）寒邪客胃

外感寒邪，脘腹受凉，或嗜食生冷，寒邪内客于胃，致使寒凝气滞，胃失通降，而致胃脘作痛。

### （二）饮食不节

饮食不节，暴饮暴食，饥饱失调，或用伤胃药物，均可伐伤胃气，致使气机升降失调而作胃痛；或恣食辛辣肥甘，致中焦湿热蕴生，耗损胃阴，胃失濡养而疼痛。

### （三）情志失调

忧思恼怒，肝郁气滞，肝失疏泄，横犯脾胃，致脾胃不和或肝脾不和，胃失和降而成胃痛。若肝气久郁，血行瘀滞，或久痛入络，胃络受阻，可导致瘀血内结，使胃痛加重，缠绵难愈。

### （四）脾胃虚弱

素体脾胃虚弱，或劳倦太过，失血过多，或久病不愈，损伤脾胃，均可致脾阳不足，中焦虚寒，致使胃络失于温养而痛；或久病伤阴，而致胃失濡养，胃气不和引发疼痛。

（五）幽门螺杆菌感染

十二指肠黏膜的胃上皮化生，主要是胃酸和胃蛋白酶不断刺激所致，可为幽门螺杆菌定居和感染创造条件，引起十二指肠球炎，削弱了黏膜抵抗力，然后在某种情况下发生溃疡。幽门螺杆菌的毒素、有毒性作用的酶和幽门螺杆菌诱导的黏膜炎症反应均可导致胃十二指肠黏膜的损害。

（六）胃酸分泌过多

胃酸的存在是溃疡发生的决定因素，溃疡只发生在与胃酸相接触的黏膜，抑制胃酸分泌可使溃疡愈合。

（七）非甾体抗炎药

长期服用非甾体抗炎药可诱发消化性溃疡，阻止溃疡愈合，增加溃疡的复发率和穿孔、出血等并发症的发生率。非甾体抗炎药损伤胃十二指肠黏膜的机制除了直接作用于局部外，还能抑制环氧合酶，使前列腺素合成减少，从而使胃黏膜对胃酸－胃蛋白酶的防御作用减弱，导致黏膜损害，溃疡形成。

（八）遗传因素

消化性溃疡患者一级亲属中的发病率明显高于对照人群；近年来研究发现 O 型血者细胞表面的黏附受体有利于幽门螺杆菌的定植，提示 O 型血者消化性溃疡家族聚集现象与幽门螺杆菌感染环境因素相关，不仅仅是遗传起作用。

## （九）胃黏膜防御机制受损

正常情况下，各种食物的理化因素和酸性胃液的消化作用均不能损伤胃黏膜而导致溃疡形成，这是由于正常胃黏膜具有保护功能，包括胃黏膜屏障完整性、丰富的黏膜血流、快速的细胞更新和修复、前列腺素和生长因子的作用等，任何一个或几个因素受到损伤，保护性屏障便遭到破坏。

## （十）环境因素

本病发病有显著的地理环境差异和季节性，长期吸烟者本病发病率显著高于对照人群，这是由于烟草能使胃酸分泌增加、血管收缩、抑制胰液和胆汁的分泌从而减弱其在十二指肠内中和胃酸的能力，导致十二指肠持续酸化，使幽门括约肌张力减低，胆汁反流，破坏胃黏膜屏障。因此，长期大量吸烟不利于溃疡的愈合，且容易复发。

## （十一）精神因素

心理因素可影响胃液分泌，如愤怒可使胃液分泌增加，抑郁则使胃液分泌减少。火灾、空袭、丧偶、离婚、事业失败等因素所造成的心理影响，往往可引起应激性溃疡，或促发消化性溃疡急性穿孔。

## 二、常见证候要点

### （一）肝胃不和证

证见：胃脘胀痛，窜及两胁，善叹息，遇情志不遂胃痛加重，嗳气频繁，口苦，性急易怒，嘈杂泛酸，舌质淡红，苔薄白或薄黄。

### （二）脾胃气虚证

证见：胃脘隐痛，腹胀纳少，食后尤甚，大便溏薄，肢体倦怠，少气懒言，面色萎黄，消瘦，舌淡苔白。

### （三）脾胃虚寒证

证见：胃脘隐痛，喜暖喜按，空腹痛重，得食痛减，纳呆食少，畏寒肢冷，头晕或肢倦，泛吐清水，便溏腹泻，舌体胖、边有齿痕，苔薄白。

### （四）肝胃郁热证

证见：胃脘痛势急迫，有灼热感，口干口苦，吞酸嘈杂，烦躁易怒，便秘，喜冷饮，舌质红，苔黄或苔腐或苔腻。

（五）胃阴不足证

证见：胃脘隐痛或灼痛，似饥而不欲食，口干而不欲饮，口干舌燥，纳呆干呕，失眠多梦，手足心热，大便干燥，舌红少津、有裂纹，少苔、无苔或剥脱苔。

## 三、常见症状和证候施护

（一）胃脘疼痛

（1）观察疼痛部位、性质、程度、持续时间、诱发因素及伴随症状，做好疼痛评分，可应用疼痛自评工具"数字疼痛强度评估量表"（NRS）评分，记录具体分值。NRS（图3-1）是在 VAS 基础上发展而来的，是 VAS 的一种数字直观的表达方式。NRS 由一条直线和"0～10"11个数字组成，"0"表示无痛，"10"表示剧痛。NRS 中数字"1～10"表示疼痛程度的逐渐加重，由患者根据自身感受选择一个数字代表其疼痛程度。NRS 适用于有交流能力的患者。

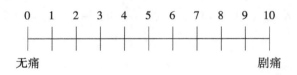

0　1　2　3　4　5　6　7　8　9　10

无痛　　　　　　　　　　　　　剧痛

图3-1　NRS

（2）指导患者卧床休息，避免活动及精神紧张。患者出现呕吐或便血时立即报告医师，协助处理。

（3）遵医嘱予穴位贴敷，隐痛取中脘（附图24）、神阙（附图26）、关元（附图25）等穴；胀痛取气海（附图21）、天枢（附图14）等穴。

（4）遵医嘱予穴位按摩，取中脘（附图24）、气海（附图21）、胃俞（附图33）、合谷（附图1）、足三里（附图22）等穴。

（5）遵医嘱予艾灸，取中脘（附图24）、神阙（附图26）、气海（附图21）、关元（附图25）等穴。

（二）嗳气、反酸

（1）观察嗳气、反酸的频率、程度、伴随症状及与饮食的关系。

（2）指导患者饭后不宜立即平卧，发作时宜取坐位，可饮用温开水。若空腹时出现嗳气、反酸，应立即进食以缓解不适。

（3）遵医嘱予穴位贴敷，取足三里（附图22）、天突（附图13）、中脘（附图24）、内关（附图20）等穴。

（4）遵医嘱予艾灸，取胃俞（附图33）、足三里（附图22）、中脘（附图24）、神阙（附图26）等穴。

（5）遵医嘱予穴位按摩，取足三里（附图22）、合谷（附图1）、天突（附图13）、中脘（附图24）、内关（附图20）等穴。

（三）纳呆

（1）观察饮食状况、口腔气味、伴随症状及舌质舌苔的变化，保持口腔清洁。

（2）定期测量体重，并做好记录。

（3）遵医嘱予穴位按摩，取足三里（附图22）、内关（附图20）、丰隆（附图50）、合谷（附图1）、中脘（附图24）等穴。

## 四、健康指导

### （一）生活起居

（1）病室安静、整洁，空气清新无异味。

（2）生活规律，劳逸结合。

（3）急性发作时宜卧床休息。

（4）指导患者注意保暖，避免腹部受凉，根据气候变化及时增减衣服。

（5）避免服用止痛药物，尤其是非甾体类抗炎药物，以免掩盖病情及加重对胃黏膜的损害。避免服用对胃肠有刺激的药物，如解热镇痛药、强的松等。

（6）观察患者大便颜色、性状、有无出血情况发生。

### （二）饮食指导

忌油炸食物、辛辣食物、酒类等助火之品，避免过饥过饱。

（1）肝胃不和证者，宜食疏肝理气的食物，如佛手、山楂、山药、萝卜、生姜等；忌食壅阻气机的食物，如豆类、红薯、南瓜等。

（2）脾胃气虚证者，宜食补中健胃的食物，如大枣、白扁豆、山药等。

（3）脾胃虚寒证者，宜食温中健脾的食品，如桂圆、大枣、生姜、羊肉等。

（4）肝胃郁热证者，宜食疏肝清热的食品，如薏苡仁、莲子、菊花等。

（5）胃阴不足证者，宜食健脾和胃的食品，如蛋类、莲子、山药、白扁豆、百合、大枣、薏苡仁、枸杞等。

（6）食用营养丰富、易消化的食物。除并发出血或症状较重的患者外，一般无须规定特殊食谱。症状较重的患者以面食为主，因面食柔软易消化，且其含碱，能有效中和胃酸，不习惯摄入面食者，则以软米饭或米粥替代。

（7）蛋白质类食物具有中和胃酸的作用，因此可适量摄取脱脂牛奶。牛奶宜安排在两餐之间饮用，但人体对牛奶中钙质的吸收有刺激胃酸分泌的作用，故不宜多饮。脂肪到达十二指肠时虽能刺激小肠分泌抑促胃液素，抑制胃酸分泌，但同时也会引起胃排空减慢，胃窦扩张，致胃酸分泌增多，故脂肪摄取应适量。

（8）避免食用机械性和化学性刺激过强的食物。机械性刺激强的食物是指生、冷、硬、膳食纤维多的蔬菜、水果，如洋葱、韭菜、芹菜等。化学性刺激强的食物有浓肉汤、咖啡、浓茶、辣椒、醋等。

（9）指导患者有规律地定时进食，以维持正常消化活动的节律。在溃疡活动期，以少食多餐为宜，每天进餐4～5次，避免餐间零食和睡前进食，使胃酸分泌有规律。一旦症状得到控制，应尽快恢复正常的饮食规律。饮食不宜过饱，以免胃窦部过度扩张而增加胃蛋白酶的分泌。进餐时注意细嚼慢咽，避免急食，咀嚼可增加唾液分泌，后者具有稀释和中和胃酸的作用。

（三）情志调理

（1）多与患者沟通，了解其心理状态，指导其保持乐观情绪，规律生活，避免过度紧张与劳累。

（2）针对患者忧思恼怒、恐惧紧张等不良情志，指导患者采用移情相制疗法，转移其注意力，淡化，乃至消除不良情绪；针对患者焦虑或抑郁的情绪变化，可采用暗示疗法或"顺情从欲"法，如精神放松法、呼吸控制训练法等，提高其自我调控能力及心理应急能力。

（3）鼓励家属多陪伴患者，给予患者心理支持。

（4）鼓励病友间多沟通交流疾病防治经验，提高认识，增强治疗信心。

（5）指导患者掌握控制疼痛的简单方法，减轻身体痛苦和精神压力。

（四）用药指导

### 1．质子泵抑制剂

质子泵抑制剂如奥美拉唑可引起头晕，特别是用药初期，嘱患者用药期间避免开车或做其他必须高度集中注意力的工作。此外，奥美拉唑有延缓地西泮及苯妥英钠代谢和排泄的作用，联合应用时需慎重。兰索拉唑的主要不良反应包括皮疹、瘙痒、头痛、口苦、肝功能异常等，轻度不良反应不影响继续用药，不良反应较为严重时应及时停药。泮托拉唑的不良反应较少，偶可引起头痛和腹泻。

## 2. H₂ 受体拮抗药

H₂ 受体拮抗药应在餐中或餐后即刻服用，也可把 1 天的剂量在睡前服用。若需同时服用抗酸药，则两药应间隔 1 小时以上。若使用静脉给药，应注意控制给药速度，速度过快可引起低血压和心律失常。西咪替丁对雄激素受体有亲和力，可导致男性乳腺发育、阳痿及性功能紊乱，且其主要通过肾脏排泄，用药期间应监测肾功能。此外，少数患者还可出现一过性肝损害和粒细胞缺乏，亦可出现头痛、头晕、疲倦、腹泻及皮疹等反应，如出现上述反应需及时协助医生进行处理。

## 3. 弱碱性抗酸剂

弱碱性抗酸剂如氢氧化铝凝胶，应在饭后 1 小时和睡前服用。服用片剂时应嚼服，乳剂给药前应充分摇匀。抗酸药应避免与奶制品同时服用，因两者相互作用可形成络合物。酸性的食物及饮料不宜与抗酸药同服。氢氧化铝凝胶能阻碍磷的吸收，引起磷缺乏症，表现为食欲不振、软弱无力等症状，甚至可导致骨质疏松。长期大量服用还可引起严重便秘、代谢性碱中毒与钠潴留，甚至造成肾损害。若服用镁制剂则易引起腹泻。

# 第三节 胃 癌

胃癌是常见的消化系统肿瘤之一，可分为早期和进展期。癌肿局限，深度不超过黏膜及黏膜下层，不论其有无局部淋巴结转移均称为早期胃癌。进展期胃癌深度超过黏膜下层。

胃癌在中医中属于癌病的范畴，癌病是多种恶性肿瘤的总称，以脏腑组织发生异常增生为其基本特征。临床表现主要为肿块逐渐增大，表面高低不平，质地坚硬，并伴发热、疼痛、纳差、乏力、日渐消瘦等全身症状。

## 一、病因和诱因

### （一）六淫邪毒

正气亏虚，外感六淫之邪，由表入里，正不抗邪，致使客邪滞留，脏腑气血阴阳失调，而致气滞、血瘀、痰浊、热毒等病变，久而搏结成癌毒。

### （二）情志不遂

七情内伤，气机郁结，久而导致气滞血瘀，或气不布津，久则津凝成痰，痰浊与瘀血互结，渐成癌毒。

### （三）饮食失调

饮食不节，过食辛辣肥腻之品，或恣饮酒浆，或腌炸烧烤，或海腥发物，积湿生热，脾胃失于健运，水谷反为湿滞，凝聚成痰，影响气血运行，导致痰浊、气滞、血瘀产生，留积成癌。

### （四）禀赋不足

体质状况决定了正气的强弱和癌病的易患性和倾向性，先天禀赋不足，正气内虚，脏腑阴阳气血失调，外邪、情志、饮食、劳倦等致病因素易于乘虚而入，导致客邪留滞不去，气机不畅，毒瘀互结而为癌。

（五）宿有旧疾

机体脏腑阴阳的偏盛偏衰，气血功能紊乱，如治不得法或失于调养，病邪久羁，损伤正气，或正气本虚，驱邪无力，加重或诱发气、痰、食、水、血等凝结阻滞体内，邪气遏结成癌毒。

（六）环境因素

环境因素与胃癌的发生有密切关系。一般认为寒冷潮湿地区、泥炭土壤及石棉矿产区的居民胃癌发病率高；也有人认为某些化学元素及微量元素比例失调与胃癌发生有关，如胃癌高发区水土中硒、镍、铜含量较高。

（七）饮食因素

食品加工、贮存或烹饪的方法对胃癌发生有影响。流行病学家指出，长期吃霉变食物（含黄曲霉素）、油炸食品（含多环碳氢化合物）、熏制食品、腌菜咸肉（含亚硝酸盐）、腐烂鱼类及高盐饮食可增加发生胃癌的风险。因熏制的食物中有相当高的多环烃类物质，有致癌作用。多吃新鲜蔬菜、水果、乳制品等则会降低胃癌发生的危险性。

（八）遗传因素

胃癌的家族聚集现象以及可发生于同卵孪生儿，支持了遗传因素对胃癌的发病亦起重要作用的观点。而更多学者认为遗传因素使致癌物质更易诱发胃癌。

### （九）幽门螺杆菌感染

幽门螺杆菌具有黏附性，其分泌的毒素有致病性，引起胃黏膜病变，由活动性浅表性炎症发展为萎缩、肠化与不典型增生，在此基础上易发生癌变。幽门螺杆菌还是一种硝酸盐还原剂，具有催化亚硝化作用而起到致癌作用。

### （十）癌前病变和癌前状态

如慢性萎缩性胃炎、腺瘤型胃息肉、残胃炎等癌前病变及胃黏膜肠化与不典型增生等癌前状态均易发生癌变。

## 二、常见证候要点

### （一）脾气虚证

证见：纳少，腹胀，便溏，气短，乏力，舌淡苔白。

### （二）胃阴虚证

证见：胃脘嘈杂、灼痛，饥不欲食，口干、口渴，便干，舌红少苔、乏津。

（三）血虚证

证见：体表肌肤、黏膜组织淡白，头晕乏力，全身虚弱，舌质淡。

（四）脾肾阳虚证

证见：久泄久痢，水肿，腰腹冷痛，肢冷，便溏，乏力，舌淡胖，苔白滑。

（五）热毒证

证见：胃脘灼痛，消谷善饥，面赤，口渴喜冷饮，便干，舌红苔黄。

（六）痰湿证

证见：脾胃纳运功能障碍，胸脘痞闷，纳差，苔腻。

（七）血瘀证

证见：固定疼痛，肿块，出血，舌质紫暗，或见瘀斑、瘀点。

（八）肝胃不和证

证见：脘胁胀痛，嗳气，吞酸，情绪抑郁，舌淡红，苔薄白或薄黄。

## 三、常见症状和证候施护

（一）胃脘痛

（1）观察疼痛的性质、部位、程度、持续时间、诱发因素及伴随症状，总结疼痛发作规律。出现疼痛加剧，伴呕吐、寒热，或出现厥脱先兆症状时应立即报告医师，采取应急处理措施。

（2）急性发作时宜卧床休息，注意防寒保暖。

（3）指导患者采用转移注意力或松弛疗法，如缓慢呼吸、全身肌肉放松、听舒缓音乐等，以减轻患者对疼痛的敏感性。

（4）遵医嘱予艾灸，取中脘（附图24）、天枢（附图14）、足三里（附图22）等穴。

（5）遵医嘱予穴位贴敷，取脾俞（附图30）、胃俞（附图33）等穴。

（二）吞酸、嗳气

（1）观察吞酸、嗳气的频率、程度、伴随症状及与饮食的关系。

（2）遵医嘱使用黏膜保护剂与抑酸剂。黏膜保护剂应在餐前半小时服用，以起保护作用；抑酸剂应在餐后1小时服用，以中和高浓度胃酸；抗菌药应在餐后服用，以减少抗生素对胃黏膜的刺激。

（3）指导患者饭后不宜立即平卧，发作时宜取坐位，可小口频服温开水；若空腹时出现反酸、嗳气症状，应立即进食以缓解不适。

（4）遵医嘱予穴位按摩，取足三里（附图22）、合谷（附图1）、天突（附图13）等穴。

（5）遵医嘱予艾灸，取胃俞（附图33）、足三里（附图22）、中脘（附图24）等穴。

（三）腹胀

（1）观察腹胀的部位、性质、程度、时间、诱发因素、伴随症状，以及排便、排气情况。

（2）患者宜卧床休息，给予半坐卧位。鼓励饭后适当运动，保持大便通畅。

（3）遵医嘱予艾灸，取中脘（附图24）等穴。

（四）便溏

（1）观察排便次数、量、性质及有无里急后重感。

（2）遵医嘱指导患者正确使用缓泻剂，保持肛周皮肤清洁。

（3）严重便溏者适量饮淡盐水。

（4）遵医嘱予穴位按摩，取足三里（附图22）、中脘（附图24）、关元（附图25）等穴。

（5）遵医嘱予艾灸（回旋灸）灸腹部，以肚脐为中心，灸上、下、左、右旁开1.0～1.5寸，时间5～10分钟。

（五）便秘

（1）观察排便次数、性状，排便费力程度及伴随症状。

（2）指导患者规律排便，适度增加运动量，餐后 1 ～ 2 小时，取平卧位，以肚脐为中心，顺时针方向摩揉腹部，促进肠蠕动，排便时忌用力。

（3）遵医嘱予穴位按摩，取足三里（附图 22）、中脘（附图 24）等穴。

## 四、健康指导

### （一）生活起居

（1）虚寒型患者住向阳病室为宜，阴虚型患者病室室温宜略低，保持凉爽湿润。

（2）做好安全评估，防呕吐窒息、昏厥摔伤、自杀倾向等意外发生。

（3）指导患者注意保暖，避免腹部受凉。

### （二）饮食指导

（1）脾气虚证者，宜食补中健脾的食物，如鸡蛋、瘦猪肉、羊肉、大枣、桂圆、白扁豆、山药、茯苓等。

（2）胃阴虚证者，宜食滋补胃阴的食物，如莲子、山药、百合、大枣、薏苡仁、枸杞等。

（3）血虚证者，宜食补气养血的食物，如大枣、桂圆、山药等。

（4）脾肾阳虚证者，宜食温补脾肾的食物，如羊肉、桂圆、肉桂、生姜等。

（5）热毒证者，宜食疏肝清热的食物，如海带、紫菜、杏仁、绿豆、藕粉、菊花、蒲公英、金银花等。

（6）痰湿证者，宜食清热除湿的食物，如荸荠、马齿苋、赤小豆等。

（7）血瘀证者，宜食活血祛瘀的食物，如桃仁、山楂、大枣、赤小豆等；忌食粗糙、坚硬、油炸、厚味之品，以及生冷性寒之物。

（8）肝胃不和证者，宜食疏肝和胃的食物，如山楂、山药、萝卜、生姜、桂花等。

（9）指导患者戒烟酒，宜食健脾养胃的食物，如山药、大枣等。根据食滞轻重控制饮食，避免进食过饱。

（10）指导便秘患者进食富含膳食纤维的食物，如蔬菜、水果、粗粮等。

（11）指导腹胀患者进食增加肠动力的食物，如苹果、番茄、白萝卜等，避免产气食物的摄入。

（12）吞酸、嗳气者，应避免摄入产酸的食物，如山楂、梅子、菠萝等。

（13）让患者了解充分的营养支持对机体恢复的重要作用，对能进食者鼓励其尽可能进食易消化、营养丰富的流质或半流质饮食。提供清洁的进食环境，并注意增加饮食的色、香、味，增进患者的食欲。

（14）对患贲门癌而有吞咽困难者，中、晚期患者应按医嘱静脉输注高营养物质，以维持机体代谢需要；发生幽门梗阻时，可行胃肠减压操作，同时遵医嘱补充液体。

（三）情志调理

（1）针对患者忧思恼怒、恐惧紧张等不良情志，指导患者采用移情相制疗法，转移注意力。

（2）针对患者焦虑或抑郁的情绪变化，可采用暗示疗法或顺情从欲法。

（3）多与患者沟通，了解其心理状态，指导患者和家属掌握缓解疼痛的简单方法，减轻患者身体痛苦和精神压力，多陪伴患者，给予患者安慰，精神支持。

（4）鼓励病友间多交流疾病防治经验，提高认识，增强治疗信心。

## （四）止痛治疗指导

### 1. 药物止痛

遵医嘱给予相应的止痛药，目前治疗癌性疼痛的主要药物有：①非麻醉性镇痛药（阿司匹林、吲哚美辛、对乙酰氨基酚等）；②弱麻醉性镇痛药（可待因、布桂嗪）；③强麻醉性镇痛药（吗啡、哌替啶等）；④辅助性镇痛药（地西泮、异丙嗪、氯丙嗪等）。给药时应遵循世界卫生组织（WHO）推荐的三阶梯疗法，即选用镇痛药必须从弱到强，先以非麻醉性镇痛药为主，当其不能控制疼痛时依次加用弱麻醉性及强麻醉性镇痛药，并配以辅助用药，采取复合用药的方式达到镇痛效果。

### 2. 患者自控镇痛

该方法是用计算机化的注射泵，经由静脉、皮下或椎管内连续性输注止痛药，患者可自行间歇性给药。该方式用药灵活，可根据患者需要提供合适的止痛药物剂量、增减范围、间隔时间，从而做到个体化给药。可在连续性输注中间歇性增加药，从而控制患者突发的疼痛，克服了用药的不及时性，减少了患者对止痛药的总需要量和对专业人员的依赖性，增加了患者自我照顾和对疼痛自主控制的能力。

### 3. 心理护理

患者在知晓自己的疾病诊断后，预感疾病的预后不佳，加之躯体的痛苦，会出现愤怒、抑郁、焦虑，甚至绝望等负性心理反应，而患者的负性情绪又会加重其躯体不适。因此，护理人员应与患者建立良好的护患关系，运用倾听、解释、安慰等技巧与患者沟通，表示关心与体贴，并及时取得家属的配合，以避免自杀等意外的发生。耐心听取患者自身感受的叙述，并给予支持和鼓励。同时介绍有关胃癌治疗进展信息，提高患者治疗的信心；指导患者保持乐观的生活态度，用积极的心态面对疾病，增强战胜疾病、延长生存期的信心。此外，协助患者取得家庭和社会的支持，对稳定患者的情绪也有不可忽视的作用。

### 4. 使用化疗药物的指导

遵医嘱进行化疗药物治疗，以抑制和杀伤癌细胞，使疼痛减轻，病情缓解。

# 第四节　肝硬化（鼓胀）

肝硬化是一种由不同病因引起的慢性进行性弥漫性肝病。病理特点为广泛的肝细胞变性坏死、再生结节形成、纤维组织增生，正常肝小叶结构破坏和假小叶形成。临床早期症状不明显，后期主要表现为肝功能损害和门静脉高压，可有多系统、多脏器受累，晚期常出现消化道出血、感染、肝性脑病等严重并发症。

鼓胀是因肝脾受损，疏泄运化失常，气血交阻致水气内停，以腹大胀满、皮急如鼓、皮色苍黄、脉络显露为主要临床表现的病证。

# 一、病因和诱因

## （一）酒食不节

酗酒无度或嗜食肥甘，酿生湿热，损伤脾胃，导致清气不升，浊阴不降，清浊相混，蕴聚中焦，气机不利，肝失调达，气血郁滞，水湿滞留而成鼓胀。

## （二）情志失调

郁怒忧思，伤及肝脾，肝失疏泄，气机郁滞，久则由气及血，血络瘀阻，肝病乘脾，脾运失健，则水湿内停，气血水壅结，而成鼓胀。

## （三）虫毒感染

多因接触疫水，感染血吸虫，未及时治疗，晚期肝脾两伤，血络瘀阻，脉道衍塞，气滞血瘀，清浊相混，水液停留，乃成鼓胀。

## （四）病后续发

其他疾病损伤脾胃，久则皆有续发鼓胀的可能。如黄疸日久，湿邪蕴阻，脾失健运，久则肝脾肾三脏俱病而气血凝滞；或久泻久痢，气阴耗伤，生化乏源，肝脾不调，气血凝滞，水湿聚留，均可形成鼓胀。

### （五）病毒性肝炎

病毒性肝炎在我国最常见，主要由乙型、丙型和丁型肝炎病毒感染所致，经过慢性肝炎阶段发展为肝硬化，或是急性或亚急性肝炎有大量肝细胞坏死和肝纤维化时直接演变为肝硬化，故从病毒性肝炎发展到肝硬化短至数月，长达数十年。乙型、丙型或丁型肝炎病毒的重叠感染可加速病情进展；甲型和戊型病毒性肝炎病情一般呈急性，不发展为肝硬化。

### （六）酒精

慢性酒精中毒引起的肝硬化在我国占15%，女性较男性更易发生酒精性肝病。长期大量饮酒，乙醇及其中间代谢产物（乙醛）直接引起中毒性肝损伤，初期肝细胞脂肪变性，进而可发展为酒精性肝炎、肝纤维化，最终导致酒精性肝硬化。酗酒所致的长期营养失调也对肝脏有一定损害作用。

### （七）营养障碍

长期食物中营养摄入不足或不均衡、慢性疾病导致消化吸收不良、肥胖或糖尿病等致非酒精性脂肪性肝炎，都可发展为肝硬化。

（八）药物或化学毒物

长期服用双醋酚丁、甲基多巴、异烟肼等药物，或长期接触四氯化碳、磷、砷等化学毒物，均可引起中毒性肝炎，逐渐演变为肝硬化。

（九）胆汁淤积

持续存在肝外胆管阻塞或肝内胆汁淤积时，高浓度的胆酸和胆红素的毒性作用可损伤肝细胞，导致胆汁性肝硬化。

（十）遗传和代谢性疾病

由于遗传和代谢性疾病，导致某些物质或其代谢产物沉积于肝脏，造成肝损害，逐渐发展为肝硬化，如肝豆状核变性、血色病、半乳糖血症等。

（十一）循环障碍

慢性充血性心力衰竭、缩窄性心包炎、肝静脉阻塞综合征或肝小静脉闭塞病等致肝脏长期瘀血，肝细胞缺氧、坏死和纤维组织增生，最后发展为肝硬化。

（十二）免疫疾病

自身免疫性慢性肝炎及累及肝脏的免疫性疾病可进展为肝硬化。

## （十三）寄生虫感染

反复或长期感染血吸虫病者，虫卵及其毒性产物在肝脏汇管区沉积，刺激纤维组织增生，导致肝纤维化和门静脉高压，称为血吸虫病性肝纤维化。华支睾吸虫寄生于肝内、外胆管内，引起胆道梗阻及炎症（肝吸虫病），可进展为肝硬化。

## （十四）隐源性肝硬化

发病原因暂时不能确定的肝硬化，占 5%～10%。

# 二、常见证候要点

## （一）湿热内阻证

证见：皮目黄染、黄色鲜明，恶心或呕吐，口干、苦或口臭，胁肋灼痛，或纳呆，或腹胀，小便黄赤，大便秘结或黏滞不畅，舌苔黄腻。

## （二）肝脾血瘀证

证见：胁痛如刺、痛处不移，朱砂掌，或蜘蛛痣色暗，或毛细血管扩张，胁下积块，胁肋久痛，面色晦暗，舌质紫暗，或有瘀斑、瘀点。

（三）肝郁脾虚证

证见：胁肋胀痛或窜痛，急躁易怒，喜太息，口干、口苦，或咽部有异物感，纳差或食后胃脘胀满，腹胀，嗳气，乳房胀痛或结块，便溏，舌质淡红，苔薄黄或薄白。

（四）脾虚湿盛证

证见：纳差或食后胃脘胀满，便溏或黏滞不爽，腹胀，气短，乏力，恶心或呕吐，自汗，口淡不欲饮，面色萎黄，舌质淡或齿痕多，舌苔薄白或腻。

（五）肝肾阴虚证

证见：腰痛或腰酸膝软，眼干涩，五心烦热或低热，耳鸣、耳聋，头晕，眼花，胁肋隐痛、劳累后加重，口干咽燥，小便短赤，大便干结，舌红少苔。

（六）脾肾阳虚证

证见：五更泄，腰痛或腰酸腿软，阳痿、早泄，耳鸣、耳聋，形寒肢冷，小便清长或夜尿频数，舌质淡胖，苔润。

## 三、常见症状和证候施护

（一）胁痛

（1）观察疼痛的部位、性质、程度、发作的时间、伴随症状以及与气候、饮食、情志、劳倦的关系，避免疼痛的诱发因素。

（2）病室宜安静，减少外界不良刺激，疼痛发作时卧床休息。

（3）遵医嘱予穴位贴敷，取阳陵泉（附图 32）等穴。

（二）腹胀

（1）观察腹胀的部位、性质、程度、时间、诱发因素及伴随症状，观察腹胀发作的规律，定期测量腹围及体重。避免腹胀发作的诱因，如饮食过饱、低钾等。

（2）保持大便通畅，予腹部按摩，顺时针方向环形按摩，每次 15～20 分钟，每日 2～3 次，便秘者遵医嘱保留灌肠。

（3）遵医嘱予穴位贴敷，取神阙穴（附图 26）。

（4）遵医嘱予艾灸，取足三里（附图 22）、中脘（附图 24）、天枢（附图 14）等穴。湿热内阻、肝肾阴虚发热者忌用此法。

（三）黄疸

（1）密切观察黄疸伴随症状，加强巡视。如果患者出现黄疸迅速加深，伴高热、腹水、神志恍惚、烦躁等急黄证，及时报告医师，积极配合抢救。

（2）保持大便通畅，便秘者遵医嘱口服通便药物，禁止使用碱性液体灌肠。

（3）并发皮肤瘙痒时，指导患者着棉质宽松透气衣裤，保持个人卫生，避免用力抓挠，防止皮肤破溃，洗澡时禁用肥皂或浴液等碱性个人护理用品。

（四）纳呆

（1）观察患者饮食情况、口腔气味、口中感觉、伴随症状及舌质舌苔的变化，保持口腔清洁。

（2）保持病室空气新鲜，及时清除呕吐物、排泄物，避免不良气味刺激。

（3）遵医嘱予穴位按摩，取足三里（附图22）、脾俞（附图30）、中脘（附图24）等穴。

（4）遵医嘱予艾灸，取脾俞（附图30）、中脘（附图24）、足三里（附图22）等穴。

# 四、健康指导

（一）生活起居

（1）保持病室整洁、空气清新，起居有常，避免劳累，保证充足的睡眠。

（2）积极治疗原发疾病，戒酒，纠正不良生活习惯。

（3）在医师指导下用药，避免加重肝脏负担和肝功能损害。

（4）平卧位有利于增加肝肾血流量，改善肝细胞的营养，提高肾小球滤过率，故应多卧床休息。可抬高下肢，以减轻水肿。阴囊水肿者可用托带托起阴囊，以利水肿消退。大量腹水患者卧床时可取半卧位，以使膈肌下降，有利于呼吸运动，减轻呼吸困难和心悸。

（二）饮食指导

（1）湿热内阻证者，饮食宜偏凉，宜食清热利湿类的食物，如西瓜、梨子、番茄、藕、冬瓜、苦瓜、黄瓜、薏苡仁、绿豆、赤小豆、鲤鱼等。

（2）肝脾血瘀证者，饮食宜稀软，宜食理气活血化瘀的食物，如金橘、柚子、橙子、扁豆、萝卜、山楂等。

（3）肝郁脾虚证者，宜食疏肝健脾的食物，如山楂、山药、扁豆、黑鱼、黑豆、莲藕等。

（4）脾虚湿盛证者，宜食健脾利湿的食物，如大枣、山药、莲子、薏苡仁、甘薯、鲤鱼、鲫鱼、赤小豆等。

（5）肝肾阴虚证者，宜食滋补肝肾的食物，如百合、枸杞、栗子、木耳、鸭肉、甲鱼、瘦肉等。

（6）脾肾阳虚证者，宜食温补脾肾的食物，如韭菜、胡桃、山药、羊肉、牛肉、鸡肉等。

（7）饮食原则：宜食清淡、易消化低脂半流质饮食，不食番薯、土豆等胀气食物，勿暴饮暴食，忌食生冷辛辣、煎炸油腻、粗硬之品，禁烟酒。并发肝性脑病者予低蛋白饮食，禁食动物蛋白；长期使用利尿剂者，摄入含钾高的食物，如柑橘、橘汁、蘑菇等。

（8）限制水钠摄入：有腹水者应限制钠盐摄入量为500～800 mg/d（氯化钠1.2～2.0 g/d）；进水量为1000 mL/d以内，

如有低钠血症，应限制在 500 mL/d 左右。应向患者介绍各种食物的主要成分，如高钠食物有咸肉、酱菜、酱油、罐头食品、含钠味精等，应尽量少食用；含钠较少的食物有谷物类、瓜茄类、水果等。评估患者有无不恰当的饮食习惯而加重水钠潴留，切实控制钠和水的摄入量。限制饮食常使患者感到食物寡淡而无味，可适当添加柠檬汁、食醋等，改善食物的色、香、味，以增进食欲。

（三）情志调理

（1）对于焦虑的患者，加强健康教育，针对病情恰当解释，使患者和家属对疾病有正确的认识，不思少虑，防止思多伤脾。

（2）对于恐惧或急躁易怒的患者，加强与患者沟通，介绍成功病例，增强患者治疗的信心；向患者说明疾病和情志的关系，鼓励患者积极面对疾病，提高患者治疗的依从性；采用移情易性、澄心静志疗法，以疏导情志，稳定情绪。

（3）对于情绪低落或悲观失望的患者，鼓励患者积极参与社会活动，多与家人、同事、朋友沟通，建立良好的人际关系，争取社会支持，以利康复。

（4）病情稳定时，进行体育锻炼，如气功、太极拳、八段锦、五禽戏等。

（四）用药指导

利尿剂是目前临床应用最广泛的治疗腹水的方法。常用保钾利尿剂有螺内酯，排钾利尿剂有呋塞米。单独应用排钾利尿药需注意补钾。螺内酯和呋塞米联合用药有协同作用，并可减少电解质紊乱发生。

# 第四章　神经系统疾病

## 第一节　脑梗死急性期（中风）

脑卒中分为缺血性脑卒中和出血性脑卒中。脑梗死又称为缺血性脑卒中，指各种原因引起的脑部血液供应障碍，使局部脑组织发生不可逆性损害，导致脑组织缺血、缺氧性坏死。

中风是由于阴阳失调，气血逆乱，导致脑络痹阻或血溢脑脉之外，以突然昏仆、半身不遂、口眼喎斜、语言謇涩或不语、偏身麻木为主要临床表现的病证。

## 一、病因和诱因

### （一）积损正衰

年老正气衰弱之人，气血虚衰，阴虚阳亢，阳盛火旺，风火易积。若久病气血耗伤，脏腑阴阳失调，遇诱因致阴虚阳亢，气血上逆，直冲犯脑，发为本病。

## （二）饮食不节

恣食肥甘厚味、辛辣炙煿之物，或嗜酒过度，致使脾失健运，气不化津，聚湿生痰，痰郁化热，热极生风，风火痰热内盛，上阻清窍而发中风，其中尤以酗酒导致中风者最为常见。

## （三）情志失调

五志过极，心火暴甚，可引动内风，上扰元神而发病；或平素易恼怒忧郁，情志不舒，肝气郁滞，气郁化火，致肝阳暴亢，引动心火，上冲于脑，使神窍痹阻，遂发中风；或因素体虚弱，加之精神紧张，暗耗阴精，日久致肝肾阴虚，肝阳骤亢，引动风阳，气血并逆，神窍痹阻，猝然昏仆；或素体阳盛，心肝火旺之青壮年，遇情志过极而阳亢化风，以致突然发病。临床以素有肝肾阴虚，肝阳上亢，遇暴怒伤肝，肝火引动内风而发卒中最为常见。

## （四）劳欲过度

劳欲过度，耗气伤阴，以使阳气暴涨，引动风阳，气血逆行，上蒙神窍而发病；或房事不节，纵欲上精，水亏火旺，肝阳亢奋均可发为本病。

## （五）气虚邪中

气血不足，脉络空虚，尤其在气候突变之际，风邪乘虚而入，气血痹阻；或因痰虚湿素盛，形盛气衰，外风引动内风，痰湿阻络而发为本病。

（六）血管壁病变

脑动脉血管壁病变是引起脑梗死的主要原因。在动脉内膜粥样硬化的基础上，如有血流动力学因素（切应力、湍流、涡旋分离）可造成内膜细胞反复损伤、脱落或通透性增高，致使动脉粥样硬化加重。动脉内膜粥样硬化的同时易出现内膜溃疡面，在溃疡处内膜下层分泌一些物质如胶原纤维、凝血因子这些物质促进凝血酶生成而导致血栓形成，血栓使动脉血管腔更加狭窄，当管腔狭窄到达一定程度时便会影响脑血流量。高血压能加快动脉粥样硬化的进程。

（七）血液成分的改变

脑动脉管壁粥样硬化变性使动脉内膜粗糙，血液中的有形成分如红细胞、血小板及纤维素等，尤其是血小板极易黏附在病变内膜处，黏附聚集的血小板，可以释放多种化学物质，加速血小板的再聚集，并形成动脉附壁血栓。血液成分中的脂蛋白、胆固醇等的含量增加，使血液黏度增高，致血流速度减慢；血液系统疾病如红细胞增多症、血小板增多症、白血病、严重贫血等使血液凝固性增高，均易促使血栓形成。

（八）血流动力学异常

脑血流量的调节受到多种因素的影响。血压的改变是影响脑血流量的重要因素，当平均动脉压低于 70 mmHg（9.3 kPa）和高于 180 mmHg（24 kPa）时，或心动过速、心功能不全时可引起脑灌注压下降，随着脑灌注压下降，脑小动脉扩张，血流速度更缓慢。若有动脉粥样硬化存在，更易导致血栓形成。

## 二、常见证候要点

### （一）中脏腑

#### 1. 痰蒙清窍证

证见：意识障碍，半身不遂，口舌歪斜，语言謇涩或不语，痰鸣漉漉，面白唇暗，肢体瘫软，手足不温，静卧不烦，二便自遗，舌质紫暗，苔白腻。

#### 2. 痰热内闭证

证见：意识障碍，半身不遂，口舌歪斜，语言謇涩或不语，鼻鼾痰鸣，或肢体拘急，或躁扰不宁，或身热，或口臭，或抽搐，或呕血，舌质红，舌苔黄腻。

#### 3. 元气败脱证

证见：昏语不知，目合口开，四肢松懈瘫软，肢冷汗多，二便自遗，舌卷缩，舌质紫暗，苔白腻。

### （二）中经络

#### 1. 风火上扰证

证见：眩晕头痛，面红耳赤，口苦咽干，心烦易怒，尿赤便干，舌质红绛，舌苔黄腻而干，脉弦数。

### 2. 风痰阻络证

证见：头晕目眩，痰多而黏，舌质暗淡，舌苔薄白或白腻，脉弦滑。

### 3. 痰热腑实证

证见：腹胀，便干、便秘，头痛目眩，咯黄痰或痰多，舌质暗红，苔黄腻，脉弦滑或偏瘫侧弦滑而大。

### 4. 气虚血瘀证

证见：面色㿠白，气短乏力，口角流涎，自汗出，心悸便溏，手足肿胀，舌质暗淡，舌苔白腻，有齿痕，脉沉细。

### 5. 阴虚风动证

证见：眩晕耳鸣，手足心热，咽干口燥，舌质红而体瘦，少苔或无苔，脉弦细数。

## 三、常见症状和证候施护

### （一）意识障碍

（1）密切观察患者的神志、瞳孔、心率、血压、呼吸、汗出等生命体征变化，及时报告医师，配合抢救。

（2）保持病室空气流通，温湿度适宜，保持安静，避免人多惊扰，影响患者休息。

（3）取适宜体位，避免引起颅内压增高的因素，如头颈部过度扭曲、用力，保持呼吸道通畅等。

（4）定时变换体位，用温水擦身，保持局部气血运行，预防压疮发生。

（5）眼睑不能闭合者，覆盖生理盐水纱布或涂金霉素眼膏；遵医嘱取藿香、佩兰、金银花、荷叶等煎煮后做口腔护理。

（6）遵医嘱鼻饲流质饮食，如肠外营养液、匀浆膳、混合奶、米汤等。

（7）遵医嘱留置导尿，做好尿管护理。

（二）半身不遂

（1）观察患侧肢体的感觉、肌力、肌张力、关节活动度和肢体活动的变化。

（2）加强对患者的安全保护，如床边上床挡，防止坠床摔伤；每日用温水擦拭全身 1～2 次，按摩骨隆突处和经常受压部位，促进血液循环，预防压疮发生等。

（3）协助康复治疗师进行良肢位摆放，经常观察并及时予以纠正，指导并协助患者进行肢体功能锻炼，如伸屈、抬肢等被动运动，注意患肢保暖防寒。

（4）遵医嘱予穴位按摩：患侧上肢取极泉（附图 51）、尺泽（附图 52）、肩髃（附图 53）、合谷（附图 1）等穴；患侧下肢取委中（附图 54）、阳陵泉（附图 18）、足三里（附图 22）等穴。

（5）遵医嘱予艾条灸：患侧上肢取极泉（附图 51）、尺泽（附图 52）、肩髃（附图 53）、合谷（附图 1）等穴；患侧下肢取委中（附图 54）、阳陵泉（附图 18）、足三里（附图 22）等穴。

（三）眩晕

（1）观察眩晕发作的次数、程度、持续时间、伴随症状等。遵医嘱监测血压，若出现血压持续上升或伴有眩晕加重、头痛剧烈、呕吐、视物模糊等变化，及时通知医师，做好抢救准备。

（2）向患者介绍发生眩晕的病因、诱因，指导患者避免诱因，如自我调适，保持心理平衡，避免急躁、发怒等不良情绪刺激，改变体位时动作缓慢，避免深低头、旋转等动作，防止摔倒。

（3）眩晕发作时应卧床休息，头部稍抬高，呕吐时取侧卧位，做好口腔护理。保持室内安静，空气流通，光线调暗，避免光刺激。多做解释工作以消除患者紧张情绪。

（4）遵医嘱予穴位按摩：适用于风痰阻络、阴虚风动引起的眩晕头痛，取百会（附图 7）、太阳（附图 4）、风池（附图 5）、内关（附图 20）、曲池（附图 2）等穴，每日 4 ～ 5 次，每次 30 分钟。

（5）遵医嘱予耳穴贴压（耳穴埋豆）：取神门、肝、脾、肾、降压沟、心、交感等耳穴，每日按压 3 ～ 5 次，每次 3 分钟，隔日更换 1 次，双耳交替。

（6）遵医嘱予穴位贴敷：取双足涌泉（附图 18），每日 1 次。

（四）痰多、息促

（1）密切观察痰的颜色、性状、量及气味，有无喘促、发绀等伴随症状，必要时给予氧气吸入。

（2）保持室内空气流通、温湿度适宜，避免外感风寒。

（3）保持呼吸道通畅，定时翻身拍背，及时清除口腔内分泌物，每日用漱口液清洁口腔 2 次；痰液黏稠时多饮水，或遵医嘱予雾化吸入，促进痰液排出；神昏或痰多无力咳出者可行机械吸痰。

（4）循经拍背法：排痰前，沿脊柱两侧膀胱经，由下往上轻扣，每日 2 ～ 3 次，每次 20 分钟，根据痰液的多少，增加力度、时间、次数。

（5）遵医嘱穴位贴敷：取肺俞（附图 12）、定喘（附图 15）、天突（附图 13）等穴。

## （五）高热

（1）遵医嘱定时测量体温，监测生命体征及汗出情况，及时擦干皮肤，更换汗湿的衣服、被褥等，保持皮肤和床单位清洁、干燥。

（2）遵医嘱予穴位按摩：取穴大椎（附图 3）、合谷（附图 1）、曲池（附图 2）等穴。

（4）指导多饮温开水，漱口液漱口，使用中药时应遵医嘱。

## （六）二便失禁

（1）观察排便次数、量、质及有无里急后重感；尿液的色、质、量，有无尿频、尿急、尿痛感。

（2）保持会阴及肛周皮肤清洁干燥，使用便器时动作轻缓，避免拖、拉，以免擦伤患者的皮肤，每次便后将会阴部及肛周擦洗揩干。如留置导尿，做好留置导尿的护理。

（3）遵医嘱予艾条灸：适用于气虚及元气衰败所致的二便失禁，取神阙（附图 26）、气海（附图 21）、关元（附图 25）、百会（附图 7）、三阴交（附图 17）、足三里（附图 22）等穴。

（4）遵医嘱予穴位按摩：适用于气虚及元气衰败所致的二便失禁，取肾俞（附图 29）、八髎（附图 55）、足三里（附图 22）、天枢（附图 14）等穴。

（七）便秘

（1）观察排便次数、性状、排便费力程度及伴随症状。

（2）指导患者保持生活规律，适当运动，定时排便，排便忌用力。习惯性便秘者畅情志，克服对排便的恐惧与焦虑。

（3）鼓励患者多饮水，建议每天饮水量在 1500 mL 以上；饮食以粗纤维食物为主，多吃有利于通便的食物，如黑芝麻、蔬菜、瓜果等；食物戒烟酒，禁食产气多、刺激性的食物，如甜食、豆制品、圆葱等。热秘患者以清热、润肠、通便饮食为佳，可食用白萝卜、蜂蜜；气虚便秘患者以补气血、润肠通便饮食为佳，可食用核桃仁、松子仁；芝麻粥适用于各种症状的便秘。

（4）遵医嘱予穴位按摩：取胃俞（附图 33）、脾俞（附图 30）、内关（附图 20）、足三里（附图 22）、中脘（附图 24）、关元（附图 25）等穴；腹胀者加涌泉（附图 18），用揉法。

（5）予腹部按摩：取平卧位，以肚脐为中心，顺时针方向按揉腹部，以腹内有热感为宜，每次 20 ～ 30 周，每日 2 ～ 3 次。

（6）遵医嘱予艾灸：取神阙（附图 26）、天枢（附图 14）、气海（附图 21）、关元（附图 25）等穴。

（八）言语謇涩

（1）观察患者语言功能情况，建立护患交流板，与患者保持良好沟通，对家属进行健康宣教，共同参与语言康复训练。

（2）鼓励患者开口说话，随时给予肯定，在交流过程中，尽量减少纠正，更不应责难，以增强患者的信心。对遗忘性患者应有意识地反复进行，以强化记忆。

（3）配合康复治疗师进行语言康复训练。具体方法包括放松疗法、发音器官运动训练、呼吸训练、发音训练及语言矫治等，初期可利用手势进行手语或书面笔谈，加强沟通，进而从简单的字、音、词开始。鼓励患者读书看报，适当听收音机。

（4）遵医嘱予穴位按摩，取廉泉（附图56）、哑门（附图57）、承浆（附图58）、大椎（附图3）等穴。

（九）吞咽困难

（1）协助医师进行吞咽试验，以观察患者有无呛水、呛食等情况。

（2）遵医嘱予胃管鼻饲，做好留置胃管的护理。

（3）对轻度吞咽障碍患者以摄食训练和体位训练为主。如采用改变食物性状和采取代偿性进食方法等改善患者吞咽状况，一般先用糊状或胶状食物进行训练，少量多次，逐步过渡到普通食物。

（4）对中度、重度吞咽障碍患者以间接训练为主，主要包括：增强口面部肌群运动、舌体运动和下颌骨的张合运动；咽部冷刺激；空吞咽训练；呼吸功能训练等。

（5）保持环境安静、舒适，减少进餐时分散注意力的干扰因素，如关闭电视、收音机等，指导患者进餐时不要讲话，防止误吸。

## 四、健康指导

### （一）生活起居

（1）病室宜安静、整洁、光线柔和，避免噪声、强光等一切不良刺激。

（2）指导患者起居有常，慎避外邪，保持大便通畅，养成定时排便的习惯，勿用力排便。

（3）注意安全。防呛咳窒息、跌倒坠床、烫伤等意外发生。做好健康宣教，增强患者及家属的防范意识。

### （二）饮食指导

#### 1．进食方式

中脏腑昏迷或吞咽困难者，根据病情予禁食或鼻饲喂服，以补充足够的水分及富有营养的流质，如米汤、匀浆膳、混合奶等，忌食肥甘厚味等生湿助火之品。

#### 2．体位选择

选择既安全又有利于进食的体位。能坐起的患者坐位下进食，头略前屈；不能坐起的患者取仰卧位，将床头摇起至床头与其余床面呈30°角，头下垫枕使头部前屈。此种体位下进食，食物不易从口腔中漏出，又有利于食物向舌根运送，还可以减少向鼻腔逆流及误吸的风险。

### 3．食物的选择

选择患者喜爱的营养丰富、易消化的食物，注意食物的色、香、味及温度，为防止误吸，便于食物在口腔内的移送和吞咽，食物应符合：柔软、密度与性状均一；不易松散，有一定黏度；能够变形，利于顺利通过口腔和咽部；不易粘在黏膜上。故可将食物调成糊状或通过烹调时勾芡，使食物易于形成食团便于吞咽。

### 4．吞咽方法的选择

空吞咽和吞咽食物交替进行；侧方吞咽：吞咽时头侧向健侧肩部，防止食物残留在患侧梨状隐窝内，尤其适合偏瘫的患者；点头样吞咽：吞咽时，配合头前屈、下颌内收如点头样的动作，加强对气道的保护，利于食物进入食管。

### 5．鼻饲

对不能吞咽的患者，应予鼻饲饮食，教会照顾者鼻饲的方法及注意事项，加强对流质胃管的护理：①确定胃管在胃内后，可以准备温开水，观察水顺管下流的速度，以确定胃管在胃内是否通畅，管体有无打折。如果水下流速度顺畅，就可以证明胃管在胃内未有折管现象。反之，如水下流速度缓慢或不下流，证明胃管有折管现象，须重新置管，拔管时切记反折管末端以免鼻饲管到咽喉部时，水流入气管引起窒息。②首次鼻饲过程中因患者 1～2 天未进食，消化功能较弱，建议给予清淡饮食，如米汤。不要给予油脂高的全流食及易引起腹胀的流食，如豆浆、牛奶、糖等，以免出现消化不良及腹泻，加重患者病情。③首次进食，鼻饲液量要少，以 80～150 mL 为宜，根据鼻饲时间逐渐增加全流食中的蛋白质、维生素、粗纤维含量，以满足患者营养需要。

鼻饲液温度 38 ～ 40 ℃，过高或过低易引起胃肠不适，腹泻、腹痛，有时还会诱发高血压或加重病情。鼻饲每天 4 ～ 6 次，每次不超过 200 mL，每次鼻饲前后需予温开水 20 mL 冲管。两餐之间给予温开水 100 mL，以保持鼻饲管的清洁、干净，及给患者补充一定量的水分，满足机体需要。④鼻饲时，应将患者头部或上半身抬高 30 ～ 40°；患者在进食后不改变体位，以免引起食物反流；进食 30 分钟后适当改变体位。⑤注入鼻饲液前可回抽胃液，确定胃管位置，当回抽胃液较多时，适当延长鼻饲时间，必要时使用胃动力药，若抽出咖啡色胃液提示消化道出血，应暂停鼻饲饮食，给予灌注冰盐水，止血后方可进食。⑥置管后妥善固定，防止胃管脱出。⑦胃管末端用纱布包裹，保持清洁。

### 6. 防止误吸、窒息

由于疲劳会增加误吸的危险，所以进食前应注意休息；应保持进餐环境的安静、舒适；告知患者进餐时不要讲话，减少进餐时分散注意力的干扰因素，如停止使用电脑、电视机和收音机，暂停护理活动等，以避免呛咳和误吸；因用吸管饮水需要比较复杂的口腔肌肉功能，所以，患者不可用吸管饮水、饮茶，用杯子饮水时，保持水量在半杯以上，以防患者低头饮水的体位增加误吸的危险；床旁备吸引装置，如果患者呛咳、误吸或呕吐，应立即指导其取头侧位，及时清理口、鼻腔内分泌物和呕吐物，保持呼吸道通畅，预防窒息和吸入性肺炎。

### （三）情志调理

（1）关心尊重患者，多与患者沟通，了解其心理状态，及时予以心理疏导。

（2）舒解患者因突然得病而产生的恐惧、焦虑、悲观情绪，可采用释放、宣泄法，使患者心中的焦躁、痛苦释放出来。

（3）鼓励家属多陪伴患者，亲朋好友多探视，多给予情感支持。

（4）鼓励病友间相互交流治疗体会，提高认知，增强治疗信心。

## （四）急性期治疗

### 1. 溶栓抗凝

严格掌握药物剂量，监测出凝血时间和凝血酶原时间，观察有无黑便、牙龈出血、皮肤瘀点瘀斑等出血表现。密切观察症状和体征的变化，如患者原有症状和体征加重，或出现严重头痛、血压增高、脉搏减慢、恶心呕吐等，应考虑继发颅内出血，立即停用溶栓和抗凝药物，协助紧急进行头颅 CT 检查。观察有无栓子脱落所致其他部位栓塞的表现，如肠系膜上动脉栓塞引起的腹痛，下肢静脉栓塞所致皮肤肿胀、发红及肢体疼痛和功能障碍，发现异常应及时报告医生处理。

### 2. 调整血压

疾病急性期时应维持患者血压较平时稍高水平，以保证脑部灌注，防止梗死面积扩大。除非血压过高（收缩压 > 220 mmHg 或舒张压 > 120 mmHg 及平均动脉压 > 130 mmHg），否则不予应用降压药物，首先针对导致血压升高的相关因素如疼痛、呕吐、颅内压增高、焦虑、卒中后应激状态等采取措施。对出现持续性低血压者，应补充血容量和增加心排血量，必要时应用多巴胺等升压药物。

### 3. 防止脑水肿

应用甘露醇时，选择较粗大的静脉给药，以保证药物能快速静滴（125 mL 在 15 ～ 30 分钟内滴完），注意观察用药后患者的尿量和尿液颜色，准确记录 24 小时出入量；定时复查尿常规、血生化和肾功能，观察有无药物结晶阻塞肾小管所致少尿、血尿、蛋白尿及血尿素氮升高等急性肾损伤的表现；观察有无脱水速度过快导致头痛、呕吐、意识障碍等低颅内压综合征的表现，并注意与高颅内压综合征进行鉴别。

### 4. 控制血糖

急性期患者血糖升高较常见，可能为原有糖尿病的表现或应激反应。当血糖浓度 > 11.1 mmol/L 时，应立即予胰岛素治疗，控制血糖浓度于 8.3 mmol/L 以下；当血糖浓度 < 2.8 mmol/L 时，给予 10% ～ 20% 葡萄糖口服或静注。

### 5. 抗血小板凝集

未行溶栓治疗的患者应在发病后 48 小时内服用阿司匹林，100 ～ 325 mg/d，但不主张在溶栓后 24 小时内应用，以免增加出血风险。急性期过后可改为预防剂量（100 ～ 300 mg/d）。不能耐受阿司匹林者口服氯吡格雷，75 mg/d。

### 6. 高压氧舱治疗

对呼吸正常，呼吸道无明显分泌物，无抽搐以及血压正常的脑血栓形成患者，宜尽早行高压氧舱治疗。高压氧舱治疗脑血栓形成的机制：①提高血氧供应，增加有效弥散距离，促进侧支循环形成；②在高压氧状态中，正常脑血管收缩，从而出现了"反盗血"现象，增加了病变部位脑血液灌注；③脑组织有氧代谢增强，能量产生增多，加速酸性代谢产物的清除，为神经组织的再生和神经功能的恢复提供了良好的物质基础。

# 第二节　脑梗死恢复期（中风）

## 一、病因和诱因

详见第四章第一节相应内容。

## 二、常见证候要点

### （一）风痰瘀阻证

证见：口眼㖞斜，舌强语謇或失语，半身不遂，肢体麻木，舌暗紫，苔滑腻。

### （二）气虚血瘀证

证见：肢体偏枯不用，肢软无力，面色萎黄，舌质淡紫或有瘀斑，苔薄白。

（三）肝肾亏虚证

证见：半身不遂，患肢僵硬，拘挛变形，舌强不语，或偏瘫，肢体肌肉萎缩，舌红或淡红，脉细。

## 三、常见症状和证候施护

（一）半身不遂

（1）观察四肢肌力、肌张力、关节活动度和肢体活动的变化。

（2）根据疾病不同阶段，指导协助患者良肢位摆放、肌肉收缩及关节运动，减少或减轻肌肉挛缩及关节畸形。

（3）尽早指导患者进行床上的主动性活动训练，包括翻身、床上移动、床边坐起、桥式运动等。如患者不能进行主动活动，则应尽早进行各关节被动活动训练。

（4）做好各项基础护理，满足患者生活所需。

（5）穴位拍打：遵医嘱用穴位拍打棒循患肢手阳明大肠经（上肢段）、足阳明胃经（下肢段）轻轻拍打，每日2次，每次30分钟。有下肢静脉血栓者禁用，防止栓子脱落，造成其他组织器官血管栓塞。

（二）舌强语謇

（1）建立护患交流板，与患者保持良好沟通，从患者手势及表情中理解其需要，可与患者共同协调设定一种表达需求的方法。无法用手势及语言表达的患者可利用物品或自制卡片，对于无书写障碍的失语患者可借助文字书写的方式来表达患者及亲属双方的要求。

（2）训练有关发音肌肉，先做简单的张口、伸舌、露齿、鼓腮动作，接着进行软腭提高训练，再做舌部训练，还有唇部训练，指导患者反复进行抿嘴、噘嘴、叩齿等动作。采用吞咽言语治疗仪电刺激发音肌群同时配合发音训练。

（3）利用口形及声音训练，采用"示教—模仿"方法，即训练者先做好口形与发音示范，然后指导患者通过镜子观察自己发音的口形，来纠正发音错误。

（4）进行字、词、句训练，单音训练1周后逐步训练患者"单词—词组—短句"发音。从简单的单词开始，然后再说短句，经过1～2周时间训练，掌握一般词组、短句后即能接受跟读或阅读短文的训练。

（5）对家属进行健康宣教，鼓励家属共同参与语言康复训练。

（6）穴位按摩：遵医嘱按摩廉泉（附图56）、哑门（附图57）、承浆（附图58）、通里（附图59）等穴，以促进语言功能恢复。

（三）吞咽困难

（1）对轻度吞咽障碍患者以摄食训练和体位训练为主。

（2）对中度、重度吞咽障碍患者以间接训练为主，主要包括：增强口面部肌群运动、舌体运动和下颌骨的张合运动；咽部冷刺激；空吞咽训练；呼吸功能训练等。

（3）有吸入性肺炎风险患者，给予鼻饲饮食。

（四）便秘

（1）气虚血瘀证患者大多为慢传输型便秘，可教会患者或家属用双手沿脐周顺时针按摩，每次20～30周，每日2～3次，促进肠蠕动。

（2）鼓励患者多饮水，每天饮水量在1500 mL以上；养成每日清晨定时排便的习惯，忌长时间如厕，忌用力排便。

（3）饮食以富含膳食纤维的食物为主，多吃增加胃肠蠕动的食物，如黑芝麻、蔬菜、瓜果等；戒烟酒，禁食产气多、刺激性的食物，如甜食、豆制品、圆葱等。热秘患者以清热、润肠、通便饮食为佳，可食用白萝卜、蜂蜜；气虚便秘患者以补气血、润肠通便饮食为佳，可食用核桃仁、松子仁；食用芝麻粥有助于缓解各种症状的便秘。

（4）予穴位按摩：取胃俞（附图33）、脾俞（附图30）、内关（附图20）、足三里（附图22）、中脘（附图24）、关元（附图25）等穴；腹胀者加涌泉穴（附图18），用揉法。

（5）予艾条温和灸。脾弱气虚者选脾俞（附图30）、气海（附图21）、太白（附图60）、三阴交（附图17）、足三里（附图22）等穴。肠道气秘者选太冲（附图61）、大敦（附图62）、支沟（附图46）、天枢（附图14）等穴。脾肾阳虚者选肾俞（附图29）、大钟（附图63）、关元（附图25）、太溪（附图36）等穴。于腹部施回旋灸，每次20分钟。

（6）予葱白敷脐（行气通腑）。取适量青葱洗净沥干，用葱白，加适量食盐，置于研钵内捣烂成糊状后敷贴于脐周，厚薄0.2～0.3 cm，外用医用胶贴包裹，用纱布固定，每日1～2次，每次1～2小时。

（五）二便失禁

（1）观察排便次数、量、质及有无里急后重感；尿液的色、质、量，有无尿频、尿急、尿痛感。

（2）保持会阴皮肤清洁干燥，如留置导尿，做好留置导尿的护理。

（3）宜进食健脾养胃益肾的食物，如山药、薏苡仁、小米、木瓜、南瓜、胡萝卜等。

（4）予艾条灸穴位：取神阙（附图 26）、气海（附图 21）、关元（附图 25）、百会（附图 7）、三阴交（附图 17）、足三里（附图 22）等穴。适用于气虚及元气衰败所致的二便失禁。

（5）予穴位按摩：遵医嘱取肾俞（附图 29）、八髎（附图 55）、足三里（附图 22）、天枢（附图 14）等穴。适用于气虚及元气衰败所致的二便失禁。

# 四、健康指导

（一）生活起居

（1）调摄情志、建立信心，起居有常、不妄作劳，戒烟酒，慎避外邪。

（2）注意安全。防呛咳窒息、跌倒坠床、压疮、烫伤、走失等意外发生。

## （二）饮食指导

（1）风痰瘀阻证者，宜食祛风化痰开窍的食物，如山楂、荸荠、黄瓜等；忌食羊肉、牛肉、狗肉等。

（2）气虚血瘀证者，宜食益气活血的食物，如大枣、黄鳝、山药等。

（3）肝肾亏虚证者，宜食滋养肝肾的食物，如芹菜黄瓜汁、清蒸鱼等。

（4）对于神智障碍或吞咽困难者，应根据其病情予禁食或鼻饲喂服，及时补充足够的水分及富有营养的流质，如果汁、米汤、肉汤、菜汤、匀浆膳等，忌食肥甘厚味等生湿助火之品。

（5）注意饮食宜忌，如糖尿病患者注意控制葡萄糖等碳水化合物的摄入，高血脂患者注意控制总热量、脂肪、胆固醇的摄入，等等。

## （三）情志调理

### 1．语言疏导法

运用语言，鼓励病友间多沟通、多交流。鼓励家属多陪伴患者，家庭温暖是疏导患者情志的重要方法。

### 2．移情易志法

通过戏娱、音乐等手段，或设法培养患者某种兴趣、爱好，以分散患者注意力，调节其心境情志，使之闲情逸致。

### 3. 五行相胜法

在情志调护中，要善于运用《内经》情志治疗中的五行制约法则，即"怒伤肝，悲胜怒；喜伤心，恐胜喜；思伤脾，怒胜思；忧伤肺，喜胜忧；恐伤肾，思胜恐"。同时，要注意掌握情绪刺激的程度，避免刺激过度带来新的身心问题。

## （四）功能锻炼

### 1. 良姿位的摆放

（1）仰卧位：①偏瘫侧肩放在枕头上，保持肩前伸、外旋；②偏瘫侧上肢放在枕头上，外展 20°～40°，肘、腕、指关节尽量伸直，掌心向上；③偏瘫侧臀部固定于枕头上；④偏瘫侧膝部应放置在枕头上，防止屈膝位无法维持时突然髋外旋造成股内收肌拉伤，膝下垫一小枕保持患膝稍屈，足尖向上（附图 75）。

（2）患侧卧位：①躯干略后仰，背后放枕头固定；②偏瘫侧肩向前平伸外旋；③偏瘫侧上肢和躯干呈 90°，肘关节尽量伸直，手掌向上；④偏瘫侧下肢膝关节略弯曲，髋关节伸直；⑤健侧上肢放在身上或枕头上；⑥健侧下肢保持踏步姿势，放在枕头上，膝关节和踝关节略为屈曲（附图 76）。

（3）健侧卧位：①躯干略为前倾；②偏瘫侧肩关节向前平伸，患肩前屈 90°～100°；③偏瘫侧上肢放在枕头上；④偏瘫侧下肢膝关节、髋关节略为弯曲，下肢放在枕头上，避免足外翻；⑤健侧上肢摆放以患者舒适为宜；⑥健侧下肢膝关节、髋关节伸直（附图 77）。

**2．功能锻炼方法**

（1）防止肩关节僵硬：平卧于床上，两手相握，肘部保持伸直，以健侧手牵拉患侧肢体向上伸展，越过头顶，直至双手能触及床面（附图78）。

（2）防止前臂伸肌挛缩：坐于床上，屈膝，两手互握，环抱双膝，臂部稍用力伸展，使双肘受牵拉而伸直，臂也受牵拉伸展，重复做这样的动作，也可以只屈患侧腿，另一腿平置于床上（附图79）。

（3）保持前臂旋转：坐在桌旁，两手掌心相对，手指互握，手臂伸直，身体略向患侧倾斜，以健侧手推动患侧手外旋，直至大拇指能触及桌面。反复锻炼，逐渐过渡到两手手指伸直对合，健侧手指能使患侧大拇指接触桌面（附图80）。

（4）保持手腕背屈：双肘支撑于桌面，双手互握，置于前方，健侧手用力按压患侧手，使患侧手腕充分背屈（附图81）。

（5）防止腕、指、肘屈肌挛缩：站立于桌前，双手掌对合，手指交叉互握，将掌心向下支撑于桌面，然后伸直手臂，将体重施加于上，使手腕充分背屈，屈肌群收到牵拉伸展；或坐于椅上，用健侧手帮助患侧手腕背屈，掌心置于椅面，并将蜷曲的患指逐一伸直，然后以健侧手保持患肢伸直，稍倾斜身体，将体重施加于患肢（附图82）。

（6）防止跟腱缩短和脚趾屈曲：将一条毛巾卷成一卷，放在患肢脚趾下，站立起来，用健侧手按压患肢膝盖，尽量使足跟触地。站稳后，抬起健侧腿，让患肢承受体重，并反复屈曲膝关节（附图83）。

（7）保持患臂水平外展：患者平卧，两手相握，向上举过头顶，然后由助手抓住患臂，保持伸直并慢慢水平移动，直至手臂平置于床面上，掌心向上，患肢与身体呈90°角；再将其大拇指拉直、外展，并将其余患指伸展。在锻炼时，患者背部垫枕头，可增强锻炼的效果，同时还可以使胸椎保持伸直（附图84、85）。

# 第三节　面神经炎（面瘫）

面神经炎是由茎乳孔内面神经非特异性炎症所致的周围性面瘫，又称为特发性面神经麻痹，或称为贝尔麻痹。

面瘫多由素体阴亏，或体弱气虚引起阴虚、血少、筋脉失养，或风寒上扰于面部所致。

## 一、病因和诱因

### （一）劳作过度

劳作过度，机体正气不足，脉络空虚，卫外不固，风寒或风热乘虚而入中面部经络，致气血痹阻，经筋功能失调，筋肉失于约束而发为面瘫。

### （二）其他因素

本病病因尚未完全阐明。面部受冷风吹袭、病毒感染、中耳炎、茎乳孔周围水肿及面神经在面神经管出口处受压、缺血、水肿等均可引起发病，也有人认为可能与免疫反应相关。

## 二、常见证候要点

（一）风寒袭络证

证见：突然口眼㖞斜，眼睑闭合不全，兼有面部受寒史，舌淡苔薄白。

（二）风热袭络证

证见：突然口眼㖞斜，眼睑闭合不全，继发于感冒发热，或有咽部感染史，舌红苔黄腻。

（三）风痰阻络证

证见：突然口眼㖞斜，眼睑闭合不全，或面部抽搐，颜面麻木作胀，伴头重如蒙、胸闷或呕吐痰涎，舌胖大，苔白腻。

（四）气虚血瘀证

证见：口眼㖞斜，眼睑闭合不全日久不愈，面肌时有抽搐，舌淡紫，苔薄白。

## 三、常见症状和证候施护

### （一）口眼㖞斜

（1）观察患者口眼㖞斜的程度和方向。

（2）指导患者进行面肌运动，包括抬眉训练、闭眼训练、耸鼻训练、示齿训练、努嘴训练、鼓腮训练等。

（3）遵医嘱予穴位按摩，取患侧太阳（附图4）、阳白（附图64）、鱼腰（附图65）、承泣（附图66）、四白（附图67）、地仓（附图68）、颊车（附图28）、印堂（附图6）、翳风（附图69）、迎香（附图16）等穴。

### （二）眼睑闭合不全

（1）观察患侧眼睑闭合的程度。

（2）眼部护理。注意眼部卫生，擦拭时尽量闭眼，由上眼睑内侧向外下侧轻轻擦拭。

（3）在睡觉或外出时应佩戴眼罩或有色眼镜，避免强光刺激眼球。遵医嘱给予营养、润滑、抗感染眼药水滴眼或眼膏涂眼，以保护角膜及预防眼部感染。

（4）遵医嘱予穴位按摩，取患侧太阳（附图4）、阳白（附图64）、鱼腰（附图65）、承泣（附图66）、四白（附图67）、印堂（附图6）等穴。

（5）遵医嘱予穴位注射，取足三里（附图22）、三阴交（附图17）等穴。

（三）颜面麻木

（1）遵医嘱中药湿敷患侧面部。

（2）指导患者进行面肌运动，包括抬眉训练、闭眼训练、耸鼻训练、示齿训练、努嘴训练、鼓腮训练等。

（3）遵医嘱予穴位按摩，取患侧太阳（附图4）、阳白（附图64）、鱼腰（附图65）、承泣（附图66）、四白（附图67）、地仓（附图68）、颊车（附图28）、印堂（附图6）、翳风（附图69）、迎香（附图16）等穴。

（4）遵医嘱予穴位贴敷，取患处颊车（附图28）、地仓（附图68）、太阳（附图4）、翳风（附图69）等穴。

（四）面部抽搐

（1）注意观察面肌痉挛患者抽搐发生的时间、性质、程度等情况。

（2）遵医嘱予艾灸，风寒袭络证者取翳风（附图69）、四白（附图67）、颊车（附图28）等穴。

（3）遵医嘱予穴位按摩，取患侧颊车（附图28）、地仓（附图68）、迎香（附图16）、四白（附图67）等穴。

## 四、健康指导

（一）生活起居

（1）病室避免对流风，慎避外邪，注意面部和耳后保暖，热水洗脸，外出佩戴口罩。

（2）保持口腔清洁，餐后漱口，遵医嘱予清热解毒类中药汤剂护理口腔，预防感染。

## （二）饮食指导

（1）风寒袭络证者，宜食辛温祛风散寒的食物，如大豆、葱白、生姜等；忌食凉性食物及生冷瓜果等食物。

（2）风热袭络证者，宜食疏风清热的食物，如丝瓜、冬瓜、黄瓜、赤小豆等；忌食辛辣燥热的食物。

（3）风痰阻络证者，宜食通阳泄浊的食物，如海参、海蜇、荸荠、白萝卜、百合、桃仁、蘑菇、柚子等；忌食肥甘厚味的食物。

（4）气虚血瘀证者，宜食益气活血的食物，如桃仁等；忌食辛香行窜、滋腻补血的食物。

## （三）情志调理

（1）面瘫患者易出现紧张或悲观情绪。关心尊重患者，疏导其紧张情绪，鼓励家属多陪伴患者，建立良好的社会支持系统，共同帮助患者正视疾病。

（2）指导患者倾听舒心的音乐或喜悦的相声，抒发情感，排解悲观情绪，达到调理气血阴阳的作用。

（3）鼓励病友间相互交流治疗体会，提高认知，调摄情志，增强信心。

## （四）康复指导

### 1. 抬眉训练

抬眉动作的完成主要依靠枕额肌额腹的运动。嘱患者上提健侧与患侧的眉目，有助于抬眉运动功能的恢复。用力抬眉，呈惊恐状。每次抬眉 10 ～ 20 次，每日 2 ～ 3 次（附图 85）。

### 2. 闭眼训练

闭眼的功能主要依靠眼轮匝肌的运动收缩完成。训练闭眼时，嘱患者开始时轻轻地闭眼，两眼同时闭合 10 ～ 20 次，如不能完全闭合眼睑，露白时可用食指的指腹沿着眶下缘轻轻地按摩 1 次，然后再用力闭眼 10 次，有助于眼睑闭合功能的恢复（附图 86）。

### 3. 耸鼻训练

耸鼻运动主要靠提上唇肌及压鼻肌的运动收缩来完成。耸鼻训练可促进压鼻肌、提上唇肌的运动功能恢复（附图 87）。

### 4. 示齿训练

示齿动作主要靠颧大肌、颧小肌、提口角肌及笑肌的收缩来完成。嘱患者口角向两侧同时运动，避免只向一侧用力练成一种习惯性的口角偏斜运动（附图 88）。

### 5. 努嘴训练

努嘴主要靠口轮匝肌收缩来完成。进行努嘴训练时，用力收缩口唇并向前努嘴，努嘴时要用力。口轮匝肌功能恢复后，患者能够鼓腮，刷牙漏水或进食流口水的症状随之消失。训练努嘴时同时训练了提上唇肌、下唇方肌及颏肌的运动功能（附图89）。

### 6. 鼓腮训练

鼓腮训练有助于口轮匝肌及颊肌运动功能的恢复。鼓腮漏气时，用手上下捏住患侧口轮匝肌进行鼓腮训练。患者能够进行鼓腮运动，说明口轮匝肌及颊肌的运动功能可恢复正常，刷牙漏水、流口水及食滞症状可随之消失。此方法有助于防治上唇方肌挛缩（附图90）。

# 第五章　内分泌与代谢性疾病

## 第一节　2型糖尿病（消渴）

糖尿病是由遗传和环境因素共同作用而引起的一组以慢性高血糖为特征的代谢性疾病。因胰岛素分泌和（或）作用缺陷导致胰岛素绝对或相对不足，引起体内碳水化合物、蛋白质、脂肪、水和电解质等代谢紊乱。随着病程延长，可出现眼、肾、神经、心脏、血管等多系统损害。重症或应激时还可发生酮症酸中毒、高渗高血糖综合征等急性代谢紊乱。

消渴是因先天禀赋不足，复因饮食不节、情志失调等导致机体阴虚燥热，出现以多饮、多食、多尿、形体消瘦等为主要临床表现的病证。

### 一、病因和诱因

#### （一）禀赋不足

先天禀赋不足是引起消渴病的重要因素，其中以阴虚体质最易得病。

（二）饮食不节

长期过食肥甘、醇酒厚味、辛辣香燥，损伤脾胃，致脾胃运化失职，积热内蕴，化燥伤津，消谷耗液，发为消渴。

（三）情志失调

长期过度的精神刺激，如郁怒伤肝，肝气郁结，或劳心竭虑，营谋强思等，以致郁久化火，火热内燔，消灼肺胃阴津而发为消渴。

（四）劳欲过度

房事不节，劳欲过度，致肾精亏损，虚火内生，火因水竭而愈烈，水因火烈而愈干，终致肾虚肺燥胃热俱现，发为消渴。

（五）其他

本病目前病因不明，可能是一种特异性疾病。常见的环境因素包括年龄增长、不良生活方式、营养过剩、体力活动不足、化学毒物、子宫内环境变化等。

## 二、常见证候要点

### （一）肝胃郁热证

证见：脘腹痞满，胸胁胀闷，面色红赤，形体偏胖，腹部胀大，心烦易怒，口干口苦，大便干，小便色黄，舌质红，苔黄，脉弦数。

### （二）胃肠实热证

证见：脘腹胀满，痞塞不适，大便秘结，口干口苦，或有口臭，或咽痛，或牙龈出血，口渴喜冷饮，饮水量多，多食易饥，舌红，边有瘀斑，舌下络脉青紫，苔黄，脉滑数。

### （三）脾虚胃热证

证见：心下痞满，胀闷呕恶，呃逆，纳呆，便溏，或肠鸣下利，或虚烦不眠，或头眩心悸，或痰多，舌淡胖，舌下络脉瘀阻，苔白腻，脉弦滑无力。

### （四）上热下寒证

证见：心烦口苦，胃脘灼热，痞满不痛，或干呕呕吐，肠鸣下利，手足及下肢冷甚，舌红，苔黄根部腐腻，舌下络脉瘀阻，脉弦滑。

（五）阴虚火旺证

证见：五心烦热，急躁易怒，口干口渴，渴喜冷饮，易饥多食，时时汗出，少寐多梦，溲赤便秘，舌红赤，少苔，脉虚细数。

（六）气阴两虚证

证见：消瘦，倦怠乏力，气短懒言，易汗出，胸闷憋气，脘腹胀满，腰膝酸软，便溏，口干口苦，舌淡体胖，苔薄白而干或少苔，脉虚细无力。

（七）阴阳两虚证

证见：小便频数，夜尿增多，浑浊如脂如膏。五心烦热，口干咽燥，畏寒肢冷，面色苍白，神疲乏力，腰膝酸软，脘腹胀满，食纳不香，五更泄泻，舌淡体胖，苔白而干，脉沉细无力。

# 三、常见症状和证候施护

（一）尿量增多

（1）观察排尿次数、尿量及尿色。
（2）嘱患者睡前少饮水。
（3）指导患者进行饮食调理，适当进食芡实、枸杞等补肾之品。

（二）口干多饮

（1）保持室内空气新鲜，温湿度适宜。

（2）观察口干、口渴症状及每日饮水量。

（3）多食生津润燥类食物，如百合、西葫芦等，可选用鲜芦根煎水代茶饮；口含乌梅，饮用菊花玉竹茶、苦丁茶以缓解口干口渴。

（三）多食易饥

（1）询问饮食习惯及饮食量。宜选择混合餐，每餐进食种类包含主食、蔬菜、肉蛋类等；粗细粮合理搭配，少食多餐，细嚼慢咽。

（2）适当增加膳食纤维的摄入，如燕麦、芹菜、韭菜等，以增加饱腹感，延缓食物吸收稳定血糖。

（3）观察记录身高、体重、腰围、臀围。

（四）倦怠乏力

（1）起居有时，避免劳累。

（2）进食补中益气类食物，如山药、鱼肉、香菇等。

（3）病情稳定者适量运动，循序渐进。

（4）遵医嘱予艾灸，取足三里（附图22）、关元（附图25）、气海（附图21）等穴；或予穴位贴敷，取肾俞（附图29）、脾俞（附图30）、足三里（附图22）等穴，以调节脏腑气血功能。

（五）肢体麻木、疼痛，肢冷

（1）进食活血化瘀的食物，如黄鳝、木耳等。

（2）予双下肢穴位按摩，取足三里（附图22）、阳陵泉（附图32）、三阴交（附图17）、涌泉（附图18）等穴。

（3）遵医嘱予穴位贴敷，取涌泉（附图18）等穴。

（六）视物模糊

（1）注意视力变化，定期检查眼底，减少阅读、看电视及使用电脑，宜闭目养神，饮用菊花茶或银杞明目汤等。

（2）按摩睛明（附图27）、四白（附图67）、丝竹空（附图70）等穴位以辅助通络明目。

（3）评估跌倒高危因素，落实防跌倒措施。

（七）皮肤瘙痒

（1）指导患者洗澡忌用刺激性强的皂液，洗后皮肤涂抹润肤露，穿棉质内衣，避免搔抓、热水烫洗；修剪指（趾）甲；瘙痒甚者，遵医嘱予以清热燥湿洗剂，如苦参、苍术、黄柏、白花蛇舌草、连翘等煎汤外洗，亦可涂尿素乳膏防止皮肤干燥。

（2）饮食宜清淡，少食辛辣油腻及海鲜之品。

（八）腰膝酸软

（1）适当食用枸杞、黑豆等固肾之品。

（2）练习八段锦"两手攀足固肾腰"动作：松静站立，两足平开，与肩同宽；两臂平举自体侧缓缓抬起至头顶上方转掌心双手向上呈托举状。稍停顿，两腿绷直，以腰为轴，身体前俯，双手顺势攀足，稍作停顿，将身体缓缓直起，双手顺势举至头顶上方，两臂伸直，掌心向前，再自身体两侧缓缓下落于体侧。

（3）指导患者按摩腰背部及气海（附图 21）、关元（附图 25）、涌泉（附图 18）等穴；予艾灸，取肾俞（附图 29）、关元（附图 25）、气海（附图 21）、三阴交（附图 17）等穴。

## 四、健康指导

### （一）饮食指导

根据身高、体重、年龄、体力活动强度，计算每日所需的总热量，合理分配餐次。碳水化合物占总能量的 50% ～ 60%，蛋白质占总能量的 15% ～ 20%，脂肪占总能量 20% ～ 30%，饱和脂肪酸的摄入量不超过饮食总能量的 10%；不宜摄入反式脂肪酸；胆固醇摄入量小于 300 mg/d；食盐摄入量限制在 6 g/d 以内，伴有高血压、水肿者每日摄入盐量不超过 2 g；少食坚果类、油炸类食物及甜食；平衡膳食，定时定量进餐。

（1）肝胃郁热证者，宜食开郁清热之品，如苦瓜、黄瓜、丝瓜、芹菜、莲子、银耳等。

（2）胃肠实热证者，宜食清利胃肠实热之品，如芦荟、马齿苋、苦瓜、冬瓜、荞麦、燕麦片等。

（3）脾虚胃热证者，宜食补脾清胃热之品，如山药、粟米、高粱、菠菜、赤小豆、鱼肉等。

（4）上热下寒证者，宜食清上温下之品，如白萝卜、狗肉、党参、鲜芦根等。

（5）阴虚火旺证者，宜食滋阴降火之品，如甲鱼、老鸭、莲子、百合、银耳、茼蒿、枸杞子、桑椹等。

（6）气阴两虚证者，宜食益气养阴之品，如瘦肉、蛋类、鱼肉、山药等。

（7）阴阳两虚证者，宜食温益肾阳、补肾滋阴之品，如牛肉、羊肉、虾仁、韭菜、猪胰、干姜、黑豆、黑芝麻等。

（二）运动指导

（1）根据病情选择合适的有氧运动方式，如太极拳、气功、八段锦、五禽戏、散步、快走、慢跑、游泳等；运动项目的选择要与患者的年龄、病情、经济状况、文化背景及体质相适应。每周进行 2 次轻度或中度阻力性肌肉运动。

（2）运动选择在饭后 1 小时（从第一口饭开始计时）左右，运动频率和时间为每周至少 150 分钟，如一周运动 5 天、每次 30 分钟，运动后脉搏宜控制在（170 – 年龄）次/分左右，以周身发热、微微出汗、精神愉悦为宜。

（3）血糖浓度高于 16.7 mmol/L，合并糖尿病急性代谢并发症及各种心、肾等器官严重慢性并发症者暂不宜运动。

（4）血糖浓度低于 5.5 mmol/L 者运动前须补充适量含糖食物（如饼干、面包等），以防运动时发生低血糖。

（三）生活起居

（1）环境温、湿度适宜，顺应四时及时增减衣物。
（2）起居有常，戒烟限酒。
（3）保持眼、口腔、会阴、皮肤等的清洁卫生。

（四）情志调理

（1）医护人员多与患者沟通，了解其心理状态，增强其与慢性疾病作斗争的信心，保持乐观心态。

（2）鼓励家属理解支持患者，避免不良情绪的影响。

（3）组织形式多样、寓教于乐的病友活动，开展同伴支持教育，介绍成功的病例，鼓励患者参与社会活动。

（4）应用中医七情归属理论，了解患者情志状态，指导采用移情易性的方法，分散患者对疾病的注意力，改变其不良习性。

（五）自我监测

（1）学会自我规范监测血糖、血压、体重、腰围、臀围等，养成良好的记录习惯。

（2）每3个月检查1次糖化血红蛋白、心电图，每6个月检查1次肝肾功能、血脂、尿微量蛋白等。

（3）每年至少筛查1次眼底及外周血管、周围神经病变等。

（六）用药指导

**1. 磺脲类**

常用的药物有格列苯脲（优降糖）、格列吡嗪（美吡哒）、格列吡嗪控释片（瑞易宁）、格列齐特（达美康）、格列喹酮（糖适平）、格列美脲（亚莫利）等。协助患者于早餐前半小时服用，严密观察药物引起的低血糖反应。低血糖反应常发生于老年人、肝肾功能不全或营养不良者，作用时间长的药物（如格列苯脲和格列美脲）较易发生，且持续时间长、停药后可反复发作，还可导致体重增加、皮疹、胃肠道反应，偶见肝功能损害、胆汁淤积性黄疸等。此外，还应注意水杨酸类、磺胺类、保泰松、利血平、β受体阻断药等可增强磺脲类药物的降血糖作用；而噻嗪类利尿药、糖皮质激素等可降低磺脲类药物的降血糖作用。

### 2．双胍类

常用药物有二甲双胍和格华止（盐酸二甲双胍片）。常见不良反应有腹部不适、口中金属味、恶心、畏食、腹泻等。禁用于肝肾功能不全、严重感染、缺氧、高热、外伤或接受大手术患者；准备做静脉注射碘造影剂检查的患者，使用造影剂前后应暂停服用至少 48 小时；餐中或餐后服药或从小剂量开始可减轻胃肠道反应；80 岁以上患者慎用；酗酒者、慢性胃肠疾病和营养不良患者不宜使用

### 3．α-糖苷酶抑制剂

常用药物有阿卡波糖（拜糖平）、伏格列波糖（倍欣）。可作为 2 型糖尿病的一线药物，尤其适用于空腹血糖正常（或偏高）而餐后血糖明显升高的患者。肝肾功能不全者慎用，不宜用于胃肠功能紊乱者、孕妇和儿童。从小剂量开始，逐渐加量可减少胃肠道反应。单独服用不发生低血糖，并可降低餐前反应性低血糖的风险。应与第一口淀粉类食物同时嚼服。如与胰岛素促泌剂或胰岛素合用可能出现低血糖，处理时应直接给予葡萄糖口服或静脉注射，进食淀粉类食物或蔗糖无效。

### 4.噻唑烷二酮类

常用药物有罗格列酮（文迪雅）和吡格列酮。禁用于有心力衰竭、肝病、严重骨质疏松和骨折病史患者；1 型糖尿病、孕妇和儿童慎用。密切观察有无水肿、体重增加、缺血性心血管疾病及骨折的风险，一旦出现应立即停药。

### 5.胰岛素

根据患者病情，护理人员遵医嘱正确使用胰岛素。

（1）准确给药。熟悉各种胰岛素的名称、剂型及作用特点。准确执行医嘱，按时注射。对于每毫升 40 U 和 100 U 两种规格的胰岛素，使用时应注意注射器与胰岛素浓度的匹配。使用胰岛素笔时要注意笔与笔芯相互匹配，每次注射前确认笔内是否有足够剂量、药液是否变质等。

（2）胰岛素的保存。未开封的胰岛素放于冰箱 2～8 ℃冷藏保存，正在使用的胰岛素在常温下（10～30 ℃）可使用28～30 天，无须放入冰箱，但应避免过冷、过热、太阳直晒、剧烈晃动等，否则可因蛋白质凝固变性而失效。

（3）注射部位的选择与轮换。胰岛素采用皮下注射时，宜选择皮肤疏松部位，如上臂三角肌、臀大肌、大腿前侧、腹部等。腹部吸收胰岛素最快，其次分别为上臂、大腿和臀部。如患者参加运动锻炼，不要选择在大腿、上臂等活动的部位注射胰岛素。注射部位要经常轮换，长期注射同一部位可能导致局部皮下脂肪萎缩或增生、局部硬结。尽量每天同一时间在同一部位注射，并进行腹部、上臂、大腿外侧和臀部的"大轮换"，如餐时注射在腹部，晚上注射在上臂等；在同一部位注射时，也需要进行"小轮换"，即每次的注射点相距 1 cm 以上，且选择无硬结的部位，如产生硬结，可热敷，但要避免烫伤。

（4）监测血糖。注射胰岛素的患者一般常规监测血糖 2～4 次/天，如发现血糖波动过大或持续高血糖，应及时通知医生。

（5）防止感染。注射胰岛素时应严格无菌操作，针头一次性使用。使用胰岛素泵时应定期更换导管和注射部位以避免感染及针头堵塞。

（6）不良反应观察及处理。

A. 低血糖：低血糖临床表现呈发作性，发作时间、频率随病因不同而异，与血糖水平以及血糖下降速度有关。具体可分为两类：①交感神经兴奋：多有肌肉颤抖、心悸、出汗、饥饿感、软弱无力、紧张、焦虑、流涎、面色苍白、心率加快、四肢冰冷等表现。老年糖尿病患者由于常有自主神经功能紊乱而掩盖交感神经兴奋表现，导致症状不明显，特别应注意观察夜间低血糖症状的发生。②中枢神经症状：初期为精神不集中、思维和语言迟钝、头晕、嗜睡、视物不清、步态不稳，后可有幻觉、躁动、易怒、性格改变、认知障碍等表现，严重时发生抽搐、昏迷。有些患者屡发低血糖后，可表现为无先兆症状的低血糖昏迷。持续 6 小时以上的严重低血糖常导致永久性脑损伤。一旦确认患者发生低血糖，应尽快补充糖分，解除脑细胞缺糖状态。

B. 过敏反应：表现为注射部位瘙痒或荨麻疹样皮疹，严重过敏反应罕见。自人胰岛素广泛在临床应用后，过敏反应发生减少。处理措施包括更换胰岛素制剂、使用抗组胺药和糖皮质激素以及脱敏疗法。严重者需停止或暂时中断胰岛素治疗。

C. 注射部位皮下脂肪萎缩或增生：采用多点、多部位皮下注射和针头一次性使用可预防其发生。若发生则停止该部位注射后可缓慢自然恢复。

D. 水肿：胰岛素治疗初期可因水钠潴留而发生轻度水肿，可自行缓解。

E. 视力模糊：部分患者可出现，多为晶状体屈光改变，常于数周内自然恢复。

# 第二节　糖尿病肾病（消渴肾病）

2014 年，美国糖尿病协会（ADA）与美国肾脏病基金会（NKF）达成共识，认为糖尿病肾病（DKD）是指由糖尿病引起的慢性肾病，主要包括肾小球滤过率（GFR）低于 60 mL·$min^{-1}$·$1.73^{-1}$ $m^{-2}$或尿白蛋白/肌酐比值（ACR）高于 30 mg/g 持续超过 3 个月。

糖尿病肾病在中医古籍中并没有明确而统一的记载，后世医家经过对中医古籍的查阅，发现时人多以临床表现进行命名，古代医家记载的"水肿""下消""肾消""消肾"等病名与糖尿病肾病的临床描述较为一致。林兰教授根据糖尿病肾病的分期表现，相应地将其归属中医疾病范畴，命名为"虚劳""肾劳""水肿""关格"等。吕仁和教授认为其病位在肾，故将本病命名为"消渴病肾病"。任继学教授和南征教授参考古籍的阐述，考虑其临床实用性，建议将本病命名为"消渴肾病"。

## 一、病因和诱因

### （一）禀赋不足

先天禀赋不足或后天失养，肾气不固，气化失司，水液代谢异常，而发消渴病肾病。

（二）饮食不节

过食肥甘，损伤脾胃，水液代谢障碍，脂膏不化，浊脂为痰；消渴日久，气阴两伤，瘀血内阻，痰瘀阻滞肾络，而为消渴病肾病。

（三）情志失调

情志失调，肝郁化火，灼伤肾阴，肝肾亏虚，肝阳上亢，加重消渴病肾病。

（四）久病入络

消渴病日久，糖毒脂毒，损伤肾络，肾体受损，肾用失司，浊毒内停。

（五）其他

本病目前病因不明，可能是一种特异性疾病。常见的环境因素包括年龄增长、不良生活方式、营养过剩、体力活动不足、化学毒物、子宫内环境改变等。

## 二、常见证候要点

（一）气虚证

证见：神疲乏力，少气懒言，自汗易感，舌胖有齿痕。

（二）血虚证

证见：面色无华，唇甲色淡，经少色淡，舌胖质淡。

（三）阴虚证

证见：怕热汗出，或有盗汗，咽干口渴，大便干，手足心热或五心烦热，舌瘦红而裂。

（四）阳虚证

证见：畏寒肢冷，腰膝怕冷，面足浮肿，夜尿频多，舌胖苔白。

（五）血瘀证

证见：定位刺痛，夜间加重，肢体麻痛，肌肤甲错，口唇舌紫，或紫暗、瘀斑，舌下络脉色紫、怒张。

（六）痰湿证

证见：胸闷脘痞，纳呆呕恶，形体肥胖，全身困倦，头胀肢沉，舌苔白腻。

（七）湿浊证

证见：食少纳呆，恶心呕吐，口中黏腻，口有尿味，神识呆钝，或烦闷不宁，皮肤瘙痒，舌苔白腻。

## 三、常见症状和证候施护

（一）水肿

（1）评估水肿程度，监测体重、腹围。
（2）观察排尿的次数和尿量，使用利尿剂者观察电解质和生命体征变化。
（3）阴囊水肿者可局部垫起，避免受压；严重胸、腹水时取半坐卧位。

（二）皮肤瘙痒

（1）着柔软棉织品，避免化纤、羽绒、羊绒等织品，沐浴或泡脚时水温40 ℃以下。
（2）修剪指甲，指导患者勿搔抓皮肤。

（三）泡沫尿（蛋白尿）

（1）观察尿中泡沫多少及消散时间。

（2）注意观察发热、劳累等因素对患者蛋白尿的影响。

（3）遵医嘱予艾灸，取足三里（附图 22）、肾俞（附图 29）、脾俞（附图 30）、气海（附图 21）、三阴交（附图 17）等穴。

（四）恶心、呕吐

（1）保持口腔清洁。

（2）舌面上放鲜姜片，以缓解呕吐。

（3）口中有氨味者，予冷开水或柠檬水漱口。

（4）遵医嘱予艾灸，取膈俞（附图 40）、胃俞（附图 33）、神阙（附图 26）等穴。

（5）遵医嘱予穴位按摩，取足三里（附图 22）、内关（附图 20）、合谷（附图 1）等穴。

（五）头胀、肢乏

（1）定时血压监测，高血压危象者应绝对卧床休息，立即报告医师。

（2）保持大便通畅，勿屏气或用力排便。顺时针按摩腹部。

（3）遵医嘱予穴位按摩，取三阴交（附图 17）、足三里（附图 22）、风池（附图 5）、百会（附图 7）、太阳（附图 4）等穴。

## 四、健康指导

### （一）生活起居

（1）保证室内空气流通，避免交叉感染。

（2）做好个人卫生。

（3）对患者生活自理能力程度进行评估，定期监测血糖。采用中低强度的有氧耐力运动项目，如步行、慢跑、骑车等。

（4）指导患者进行中医养生功的锻炼，如八段锦、太极拳等。

（5）透析治疗前开展健康教育，让患者充分了解透析的最佳时机，血液透析和腹膜透析方式的适应证、禁忌证、优缺点等。

### （二）饮食指导

（1）气虚证者，宜食补气的食物，如瘦肉、白扁豆、鹌鹑等。

（2）血虚证者，宜食补血的食物，如动物血制品、红皮花生、黑豆等。

（3）阴虚证者，宜食清凉类的食物，如银耳、莲子、玉竹等。

（4）阳虚证者，宜食性质温热，具有补益肾阳、温暖脾胃作用的食物，如鸡肉、韭菜、生姜、干姜、花椒等。

（5）血瘀证者，宜食活血化瘀的食物，如玫瑰花、油菜等。

（6）痰湿证者，宜食化痰利湿的食物，如木瓜、荸荠、紫菜、扁豆、红小豆、包菜、薏苡仁、鲫鱼、鲤鱼等；不宜多食酸涩的食物，如柚子、枇杷等。

（7）湿浊证者，宜食祛湿化浊的食物，如花生等。

（8）控制液体入量：减少粥和汤的摄入，饮水量应根据患者每日尿量而定，一般以前一日总出量加 500 mL 水量为宜，同时增加优质动物蛋白质的摄入。

（三）情志调理

（1）多与患者沟通，使其了解本病与情志的关系，保持乐观稳定的情绪。

（2）护理干预。存在颅内出血的危险时，应立即报告医生，观察患者有无抑郁、焦虑症状，针对不同的情志问题，采用释疑解惑、"以情胜情"等方法进行干预。

# 第三节　糖尿病视网膜病变（消渴目病）

糖尿病视网膜病变是糖尿病高度特异性的微血管并发症，多见于糖尿病病程超过 10 年者，是糖尿病患者失明的主要原因之一。

糖尿病视网膜病变属于中医学"视瞻昏渺""视惑""青盲""暴盲"等范畴，近代医家为了更好地与其他疾病相区别，将其命名为"消渴目病"，是消渴病后期的常见并发病证。

## 一、病因和诱因

### （一）禀赋不足

先天禀赋不足，是引起消渴病的重要因素，其中以阴虚体质最易得病。

### （二）饮食不节

过食肥甘厚味，饮酒无度，则脾运失司，热蕴于中，消谷耗液，损耗津液。

### （三）房事过劳

房事不节，消耗过度，肾中精气亏损，虚火内生，灼伤津液，或肾气补充五脏，温化水液。

### （四）外感六淫毒邪

六淫之气或毒邪侵入人体，人体素虚，正气不足，不能御邪外出，邪气郁积，化燥伤津，病及脏腑。

### （五）其他

本病病因不明，可能是一种特异性疾病。常见的环境因素包括年龄增长、不良生活方式、营养过剩、体力活动不足、化学毒物、子宫内环境改变等。

## 二、常见证候要点

### （一）气阴两虚、络脉瘀阻证

证见：口干咽燥，视力减退，目睛干涩，神疲乏力，便干或稀溏，舌胖，紫暗或有瘀斑。

### （二）肝肾阴虚、目络失养证

证见：视物模糊或变形，目睛干涩，腰膝酸软，头晕耳鸣，大便干结，舌暗红，少苔。

### （三）阴阳两虚、血瘀痰凝证

证见：五心烦热，视物模糊或不见，神疲乏力，失眠健忘，腰酸肢冷，大便溏结交替，舌胖少津或有瘀点。

## 三、常见症状和证候施护

### （一）视物模糊

（1）室内光线充足，避免强光刺激，物品摆放有序，地面做好防滑处理。

（2）观察患者视物模糊或变形的程度，评估跌倒的高危因素，悬挂警示标识，加装护栏，督促其更换防滑鞋。

（3）患者突然出现眼前全黑或漂浮的圆形黑影等眼底出血症状时，立即报告医师。

（二）目睛干涩

（1）避免强光与烟尘刺激，阅读及使用电脑超过 1 小时应闭目休息 10 分钟。

（2）遵医嘱予穴位按摩：取太阳（附图 4）、四白（附图 67）、丝竹空（附图 70）等穴。

（三）头晕耳鸣

患者出现头晕、头痛加重、血压升高时嘱其卧床休息并及时报告医生，并嘱其改变体位时动作宜缓慢，防止跌倒。

## 四、健康指导

（一）生活起居

（1）保持室内光线充足，避免强光等不良刺激，眼底出血者卧床休息。

（2）保持大便通畅，避免用力排便，戒烟酒。

（3）选择合理的运动方式，如散步、太极拳、八段锦等。避免剧烈运动，运动时随身携带糖果。

（二）饮食指导

（1）气阴两虚、络脉瘀阻证者，宜食益气养阴、活血通络的食物，如莲子、百合、山药等。

（2）肝肾阴虚、目络失养证者，宜食补益肝肾、养血通络的食物，如黑芝麻、枸杞子等。

（3）阴阳两虚、血瘀痰凝证者，宜食阴阳双补、化痰祛瘀的食物，如牛肉、羊肉、枸杞子等。

（三）情志调理

（1）讲解疾病的相关知识，解除患者疑虑、恐惧心理。

（2）耐心倾听患者主诉，了解其心理状态，给予心理疏导。

（3）鼓励病友间交流治疗体会，增强治疗信心。

（4）根据患者不同情况采取不同方法进行情志调理。

A. 清静养神法：对视物模糊或视物不见的患者，通过闭目静坐、静卧，全身放松，平静呼吸，以达到全身气血流通顺畅。

B. 顺意从欲法：对于暴盲、精神压力大的患者，鼓励并引导其倾诉，以疏泄情志。

C. 五行相胜法：对于视力逐渐减弱或暴盲的患者，易出现忧虑情绪，根据五行制约法则——喜胜忧，指导患者根据自身的喜好选择听相声或听欢快、喜气的乐曲，减轻忧虑。

# 第四节　糖尿病周围神经病变（消渴痹症）

糖尿病周围神经病变，最常见的类型是远端对称性多发性神经病变，典型表现呈手套或袜套式对称分布，下肢较上肢严重。患者常先出现肢端感觉异常（麻木、烧灼、针刺感或踩棉花感），有时伴痛觉过敏；随后有肢体疼痛，呈隐痛、刺痛，夜间及寒冷天气加重；后期感觉丧失，累及运动神经，可有手足小肌群萎缩，出现感觉性共济失调及神经关节病。

消渴病痹症，从字义上看，"消"有消耗、消瘦、消失等义，此处主要取逐渐减少的意思；"渴"，本义为口干欲饮水。"消渴"二字揭示了本病口干多饮、机体逐渐消瘦的主要症状，又提示了该病津液不足，或输布不均，并引起机体异常消耗而至消瘦的基本病机。"痹"在中医学中指由风、寒、湿等邪气所引起的肢体麻木或疼痛。

## 一、病因和诱因

### （一）禀赋不足

先天禀赋不足是引起消渴病的重要因素，其中以阴虚体质最易发病。

## （二）饮食不节

长期过食肥甘、醇酒厚味、辛辣香燥，损伤脾胃，致脾胃运化失职，积热内蕴，化燥伤津，消谷耗液。

## （三）情志失调

平素情志不舒，郁怒伤肝，肝失疏泄，必然导致气机郁结，进而化火，消烁津液，上灼肺胃阴津，下灼肾阴；或思虑过度，心气郁结，郁而化火，心火亢盛，损耗心脾精血，灼伤胃肾阴液。

## （四）劳欲过度

房事不节，劳欲过度，致肾精亏损，虚火内生，火因水竭而愈烈，水因火烈而愈干，终致肾虚肺燥胃热俱现。

## （五）其他

本病病因复杂，可能涉及大血管及微血管病变、免疫机制以及生长因子不足等。

# 二、常见证候要点

## （一）气虚血瘀证

证见：肢体麻木，如有蚁行感，肢末时痛，多呈刺痛，下肢为主，入夜痛甚，气短乏力，神疲倦怠，自汗畏风，易于感冒，舌质淡暗，或有瘀点，苔薄白。

## （二）阴虚血瘀证

证见：肢体麻木，腿足挛急，酸胀疼痛，或小腿抽搐，夜间为甚，或灼热疼痛，五心烦热，失眠多梦，皮肤干燥，腰膝酸软，头晕耳鸣，口干不欲饮，便秘，舌质嫩红或淡红，舌苔花剥少津。

## （三）寒凝血瘀证

证见：肢体麻木不仁，四末冷痛，得温痛减，遇寒痛增，下肢为著，入夜更甚，神疲乏力，畏寒怕冷，尿清便溏，或尿少浮肿，舌质淡暗或有瘀点，苔白滑。

## （四）痰瘀阻络证

证见：肢体麻木不止，常有定处，足如踩棉，肢体困倦，头重如裹，昏蒙不清，体多肥胖，口黏乏味，胸闷纳呆，腹胀不适，大便黏滞，舌质紫暗，舌体胖大有齿痕，苔白厚腻。

（五）肝肾亏虚证

证见：肢体痿软无力，肌肉萎缩，甚者萎废不用，腰膝酸软，阳痿不举，骨松齿摇，头晕耳鸣，舌质淡，少苔或无苔。

## 三、常见症状和证候施护

（一）肢体麻木、挛急、疼痛

（1）观察四肢末端皮肤颜色、温度的变化，有无破溃及足背动脉搏动情况。

（2）观察疼痛发作的时间、性质、程度。

（3）注意肢体及足部保暖，做好足部护理，预防足部溃疡及压疮的发生。

（6）遵医嘱选用活血通络止痛制剂泡洗足部，药液温度38～40 ℃，防止烫伤。

（7）遵医嘱予双下肢穴位按摩，取足三里（附图22）、太溪（附图36）、涌泉（附图18）等穴。

（8）遵医嘱予穴位贴敷，取涌泉（附图18）等穴。

（9）遵医嘱予艾灸，取委中（附图54）等穴。

（二）肢体痿软无力

（1）起居有时，避免劳累，以卧床休息为主。

（2）根据病情指导并协助功能锻炼，防止肌肉萎缩。病情稳定后适量运动，循序渐进。

（3）注意安全，做好预防措施防止跌倒。

（4）遵医嘱予艾灸，取气海（附图21）、关元（附图25）、足三里（附图22）、三阴交（附图17）等穴。

（5）遵医嘱予穴位贴敷，取肾俞（附图29）、脾俞（附图30）、足三里（附图22）等穴。

（三）腰膝酸软

（1）遵医嘱监测血糖，观察有无低血糖发生。

（2）遵医嘱予艾灸，取肾俞（附图29）、神阙（附图26）、气海（附图21）、关元（附图25）、三阴交（附图17）等穴。

（3）遵医嘱予穴位按摩，取气海（附图21）、关元（附图25）、委中（附图54）、涌泉（附图18）等穴。

# 四、健康指导

## （一）生活起居

（1）顺应四时，及时增减衣物，慎起居、避风寒。

（2）避免劳累，戒烟限酒。

（3）足部自查及保护。教育患者及其家属重视足部自查及保护。每天自查内容为观察双足1～2次，注意足部皮肤颜色、温度改变；检查趾间、趾甲、足底皮肤有无水肿、鸡眼、红肿、甲沟炎、溃疡、坏死等；评估足部感觉减退、麻木、刺痛的程度；观察足背动脉搏动有无减弱、皮肤是否干燥等。

（4）促进足部血液循环。经常按摩足部；每天进行适度运动，如散步、起坐等，以促进血液循环；冬天注意保暖，避免使用热水袋、电热器等直接暖足，谨防烫伤皮肤而引起感染。

（5）鞋袜选择。选择宽松、大小适中的鞋袜。鞋子轻巧，鞋头宽松，鞋底较厚而鞋内较柔软，透气性良好，不建议穿皮鞋；袜子以弹性好、透气及散热性好的棉毛质地为佳。

（6）足部清洁。保持足部清洁，避免感染，勤换鞋袜。每日用中性皂水或温水泡脚，水温 38～40 ℃（用水温计试水温，勿直接用脚试温），时间 15～20 分钟，洗净后用清洁、柔软的毛巾轻轻擦干，尤其注意擦干趾缝；干燥皮肤可以使用油膏类护肤品。趾甲不宜修剪得过短，不随意自行剔除胼胝。

（7）预防外伤。指导患者不要光脚或穿拖鞋走路，以防扎伤；穿鞋前先检查鞋内有无异物或异常；及时治疗足部疾患。

（8）定期予足部穴位按摩，取足三里（附图 22）、三阴交（附图 17）、涌泉（附图 18）等穴。

（二）饮食指导

（1）气虚血瘀证者，宜食益气活血的食物，如山药等。

（2）阴虚血瘀证者，宜食滋阴化瘀的食物，如百合、银耳、黑木耳、黑芝麻等。

（3）寒凝血瘀证者，宜食温经通络的食物，如肉桂、茴香、花椒等。

（4）痰瘀阻络证者，宜食化痰活血的食物，如山楂、陈皮、金橘等。

（5）肝肾亏虚证者，宜食滋补肝肾的食物，如枸杞子、甲鱼、老鸭、银耳等。

（6）肢体萎软者，宜食补中益气类的食物，如山药、鱼肉、香菇等。

（7）腰膝酸软者，适当食用枸杞、黑豆等固肾之品。

（三）情志调理

（1）多与患者沟通，鼓励患者表达内心感受，使患者增强战胜疾病的信心。

（2）组织形式多样、寓教于乐的病友活动，开展同伴支持教育，介绍成功的病例，鼓励患者参与社会活动。

（3）听舒缓的音乐以转移对疾病的注意力。

（四）康复指导

（1）制订切合实际的运动计划，根据病情选择合适的有氧运动方式，如太极拳、八段锦、散步、游泳等。运动做到定时，量力而行，循序渐进，持之以恒。空腹不宜运动，运动时随身携带糖果，血糖浓度<5.5 mmol/L时运动前需适量补充含糖食物，如饼干、面包等。运动要确保安全，安全运动强度的简易计算方法：运动后心率（次/分钟）=170−年龄（次/分钟）。

（2）运动选择在饭后1小时（从第一口饭开始计时）左右，运动时间为每周至少150分钟，如一周运动5天、每次30分钟，运动后以周身发热、微微出汗、精神愉悦为宜。

（3）指导肢体麻木患者主动活动，防止局部受压；肢体萎缩或无力者，协助正确的体位移动，使肢体处于功能位，防止足下垂，并进行肌肉按摩，防止肌肉进一步萎缩。

（4）血糖浓度>16.7 mmol/L，肢体痿软无力严重，合并糖尿病急性代谢并发症以及合并各种心、肾等器官严重慢性并发症者暂不宜运动。

（5）糖尿病神经或血管病变有足部麻木等不适者可每天做5分钟足部操，注意足部保暖。足部操具体动作有3个。动作一：平卧，患肢伸直抬高 45°，足趾作背伸跖屈。动作二：平卧，患肢伸直抬高 45°，踝关节作伸屈活动。动作三：平卧，患侧靠床边，患肢伸直抬高 45°并维持 1 ～ 2 分钟，再垂于床边 1 ～2 分钟。

（6）八段锦的"两手攀足固腰肾"法。平静站立，两足平开，与肩同宽。两臂平举自体侧缓缓抬起至头顶上方转掌心朝上，向上作托举。稍停顿，两腿绷直，以腰为轴，身体前俯，双手顺势攀足，稍作停顿，将身体缓缓直起，双手顺势起于头顶之上，两臂伸直，掌心向前，再自身体两侧缓缓下落于体侧。

# 第五节　痛　　风

痛风的临床特点为高尿酸血症、反复发作的痛风性关节炎、痛风石、间质性肾炎，严重者呈关节畸形及功能障碍，常伴有尿酸性尿路结石。

痛风属于中医"痹症"范畴。痹症是因风、寒、湿、热等外邪入侵，闭阻经络，影响气血运行，引起以肢体、筋骨、关节、肌肉等处发生疼痛、重着、酸楚、麻木，或关节屈伸不利、僵硬、肿大、变性等为主要临床表现的病证。

## 一、病因和诱因

### （一）感受风寒湿邪

久居潮湿之地、贪凉露宿、严寒冻伤、睡卧当风、暴雨浇淋、水中作业或汗出入水等，外邪注于肌腠经络，滞留于关节筋骨，导致气血痹阻而发为风寒湿痹。因感受风寒湿邪各有所偏盛，而有行痹、痛痹、着痹之别。若素体阳气偏盛，内有蓄热，复感风寒湿邪，可从阳化热；或风寒湿痹经久不愈，亦可蕴而化热。

### （二）感受风湿热邪

久居炎热潮湿之地，外感风湿热邪，袭于肌腠，壅于经络，痹阻气血经络，滞留于关节筋骨，发为风寒热痹。

### （三）劳逸不当

劳欲过度，将息失宜，精气亏损，卫外不固；或激烈活动后体力下降，防御机能降低，汗出肌疏，外邪乘袭。

### （四）久病体虚

老年体虚，肝肾不足，肢体筋脉失养；或病后、产后气血不足，腠理空疏，外邪乘虚而入。

### （五）其他

恣食肥甘厚腻或酒热海腥发物，导致脾失健运，湿热痰浊内生；或跌扑外伤，损及肢体筋脉，气血经脉痹阻，亦与痹症发生有关。

（六）高尿酸血症的形成

尿酸是嘌呤代谢的最终产物，主要由细胞代谢分解的核酸和其他嘌呤类化合物以及食物中的嘌呤经酶的作用分解而来。当血尿酸浓度过高或在酸性环境下，尿酸可析出结晶，沉积在骨关节、肾脏和皮下组织等，造成组织病理学改变，导致痛风性关节炎、痛风肾和痛风石出现。

## 二、常见证候要点

（一）湿热蕴结证

证见：局部关节红肿热痛，发病急骤，病及一个或多个关节，多兼有发热、恶风、口渴、烦闷不安或头痛汗出，小便短黄，舌红苔黄，或黄腻，脉弦滑数。

（二）脾虚湿阻证

证见：无症状期，或仅有轻微的关节症状，或高尿酸血症，或见身困倦怠，头昏头晕，腰膝酸痛，纳食减少，脘腹胀闷，舌质淡胖或舌尖红，苔白或黄厚腻，弦细或弦滑等。

（三）寒湿痹阻证

证见：关节疼痛，肿胀不甚，局部不热，痛有定处，屈伸不利，或见皮下结节或痛风石，肌肤麻木不仁，舌苔薄白或白腻，脉弦或濡缓。

（四）痰瘀痹阻证

证见：关节疼痛反复发作，日久不愈，时轻时重，呈刺痛，固定不移，关节肿大，甚至强直畸形，屈伸不利，皮下结节，或皮肤紫暗，舌暗苔腻，脉弦或沉涩。

## 三、常见症状和证候施护

（一）关节疼痛、肿胀

（1）评估疼痛诱因、性质、累及小关节部位与数量、持续时间、程度，做好疼痛评分。

（2）鼓励患者卧床或在椅子上休息。保持局部的休息，患部不可负重，并可利用护架预防被褥对疼痛关节造成压迫，减轻疼痛，抬高患部以保持舒适。改变姿势时动作要慢且缓和，避免碰撞造成剧烈疼痛。疼痛肿胀减轻后，可适度地活动关节，避免不动造成肌肉萎缩、关节僵硬。

（3）日常所需用物，如茶杯、开水、呼叫铃等，尽量放置于床边以方便患者取用，减少移动所造成的疼痛。如患者需要下床，则注意给予安全的支撑辅具，如拐杖、助行器等。

（4）痛风急性发作时，局部勿施以冰敷、热敷或按摩，因均可引起更剧烈的疼痛。

（5）监测生命征象，注意患者有无发热情形。

（6）摄取足够的水分，每天至少须达到 2000 mL，有利于尿酸排泄及预防尿路结石。但有心脏疾病、肾功能不全者需注意控制水分摄入，以免加重心脏、肾脏负担。

（7）根据医嘱正确应用解热镇痛药物，以抑制炎症反应，改善疼痛程度。严密观察用药效果及反应。注意观察患者有无使用药物后的并发症，如胃肠出血、腹泻等。

（8）痛风急性发作时，须限制高嘌呤类食物摄取，如甲壳类海产品、动物内脏、浓肉汁、香菇、豆类等。

（9）痛风急性发作时常因关节内积水，此时可用空注射器抽出关节液，既可减缓患部关节的肿胀疼痛，还可将抽出液体送检。

## （二）无伤口的痛风石关节炎

（1）评估痛风石的部位、程度、有无感染。

（2）痛风石形成处的皮肤易因衣服摩擦刺激造成发炎，因此需教导患者选择吸汗、柔软的衣物为佳。穿着柔软合适的鞋子，保护患部，勿磨破皮肤而引起感染。

（3）保持皮肤清洁及完整性，避免受伤，每天观察患部有无伤口。

（4）切记勿任意切开痛风石，因其伤口极难愈合，且易感染（但已确定有感染时除外）。

（5）耐心服用降尿酸药物，痛风石仍有可能消失。

（6）注意平日尿量，监测血中尿素氮（BUN）、肌酐（Cr）的数值，以助早期发现是否有肾脏方面的并发症。

（7）对于已受破坏而变形的关节，因其活动度会受到影响，造成日常生活上的不便，除了给予患者心理上的支持之外，也可由康复治疗人员帮忙，利用一些固定物、活动夹板等，让关节有所支撑，以维持其基本活动力。

（8）痛风石如沉积在腕部，容易造成腕道症候群，而使手指麻木，此时需借助外科手术移除痛风石以减轻症状，或局部注射止痛剂来缓解症状。

（三）有伤口的痛风石关节炎

（1）痛风石破裂所造成的伤口，常合并有细菌感染（最常见为金黄色葡萄球菌感染），偶会造成坏死性筋膜炎，其严重度不可忽视。一旦有伤口产生，切勿随便敷中成药或中药粉。

（2）伤口常有痛风石液体或结晶流出，换药时应尽量消毒干净。伤口换药时确保执行无菌技术。

（3）换药时注意观察伤口有无分泌物或恶臭，随时告知医师。

（4）如伤口合并有感染时，伤口做细菌培养后，医师常给予抗生素治疗，而治疗期限则因病情不同而不同。

（5）有时因伤口感染恶化，须进一步接受清创术，更严重者会发生肢体组织坏死，必要时需由骨科医师执行截肢手术，以确保生命安全。

（6）如伤口恢复情况良好，在医师同意下出院，由家属在家继续为患者换药时，医护人员需详细且正确教导家属执行无菌换药技术，因伤口原因需长时间照顾，此时家属应耐心配合，使患者病程缩短，早日康复。

（四）高尿酸血症

（1）发现高尿酸血症时，评估尿酸水平，且进一步检查有无其他疾病，如肿瘤、肾功能不全、血液疾病等。

（2）避免服用诱发高尿酸血症的药物，如利尿剂、阿司匹林、抗结核药物等，如自行服用时，请务必告知医生。避免诱发痛风发作因素，如饮食不正常、饥饿、喝酒、压力、寒冷，或受伤、急剧减重等。

（3）痛风患者因尿液偏酸性，容易发生尿路结石的现象，故如有血尿或一侧腰部短暂性剧烈疼痛时，应随时向主治医师报告。每天必须摄取至少 2000 mL 的水分，以增加尿量，促进尿酸排泄。饮水最佳时间安排在两餐之间或晨、晚间。

（4）维持理想体重，因肥胖也会使尿酸的产生增加。适当的运动及放松心情、减缓压力，皆有助于缓解病情。

（5）定期检测血尿酸值。

（6）注意观察有无身困倦怠、头昏头晕、腰膝酸痛、纳食减少、脘腹胀闷等情况。如有身困倦怠、头昏头晕，可按摩风池（附图5）、百会（附图7）、太阳（附图4）等穴位 5 ～ 10 分钟。

## 四、健康指导

### （一）生活起居

（1）居室环境宜温暖向阳、通风、干燥，避免寒冷刺激。

（2）避免关节长时间负重，避免不良姿势，减少弯腰、爬高、蹲起等动作。

（3）卧床时保持关节功能位，行关节屈伸运动。

（4）急性关节炎期，患者关节出现红肿热痛和功能障碍，还伴有发热，应卧床休息，在病床上安放支架支托盖被，抬高患肢，避免受累关节负重，也可减少患部受压。待关节肿痛缓解 72 小时后，方可下床活动。

（5）手、腕或肘关节受累时，可用夹板固定制动，也可给予冰敷或 25% 硫酸镁湿敷受累关节，减轻关节肿痛。痛风石严重时，可能导致局部皮肤溃疡发生，应做好皮肤护理，避免发生感染。

## （二）饮食指导

（1）应食低嘌呤食物，如奶制品、水果；忌食高嘌呤食物，如动物内脏、鱼类、禽类、肉类、油脂、干豆类、坚果等食物。

（2）戒烟酒。

（3）饮足量的水，每日 2000 mL 以上。

## （三）用药护理

（1）按医嘱用药，使用外敷药膏，注意皮肤有无过敏。

（2）秋水仙碱一般口服，但常有胃肠道反应。若患者一开始口服即出现恶心、呕吐、水样腹泻等严重胃肠道反应，应立即停用。

（3）使用丙磺舒、磺吡酮、苯溴马隆者，可有皮疹、发热、胃肠道反应等不良反应。使用期间，嘱患者多饮水、口服碳酸氢钠等碱性药。

（4）使用非甾体类药物时，如吲哚美辛、布洛芬等，注意观察有无活动性消化性溃疡或消化道出血发生。

（5）使用别嘌呤者除有皮疹、发热、胃肠道反应外，还有肝损害、骨髓抑制等不良反应；肾功能不全者，宜减半量应用。

（6）使用糖皮质激素时，应观察其疗效，密切注意有无症状的"反跳"现象。

（四）情志调理

（1）关心帮助患者，使患者情绪稳定，积极配合治疗。

（2）做好患者家属的思想工作，以共同配合纠正患者的不良心理状态。

（五）运动指导

（1）关节红、肿、刺痛者遵医嘱予外敷四黄散；关节肿胀变形、屈伸不利者，可指导患者适当进行屈伸练习，缓解期可适度活动。

（2）关节畸形者，注意保暖，可给予按揉或理疗，协助活动。

（3）关节肿胀、酸麻疼痛者，可适当抬高患肢，注意保暖、避寒。

（4）发热汗出者，应及时擦干汗液，勤换内衣，保持皮肤、衣服、被褥清洁。

（5）痛风患者日常生活指导应注意：①尽量使用大肌群，如能用肩部负重者不用手提，能用手臂者不要用手指；②避免长时间持续进行重体力活动；③经常改变姿势，保持受累关节舒适；④若有关节局部温热和肿胀，尽可能避免其活动；⑤如运动后疼痛超过 1～2 小时，应暂时停止此项运动。

# 第六章　泌尿系统疾病

## 第一节　慢性肾功能衰竭（关格）

慢性肾功能衰竭，简称慢性肾衰竭，指各种原发性或继发性慢性肾脏病进行性进展引起肾小球滤过率下降和肾功能损害，出现以代谢产物潴留，水、电解质和酸碱平衡紊乱和全身各系统症状为主要表现的临床综合征。

关格是以脾肾虚衰，气化不利，浊邪壅塞三焦，致小便不通与呕吐并见为主要表现的病证。

### 一、病因和诱因

#### （一）外邪入侵

外感风寒、风热、风湿之邪，均可阻塞气机而致气机升降失司，使原有疾病恶化，发为本病。

（二）感受疫毒

外感疫毒时邪，侵犯人体，由表及里，脏腑传变，伤及肾脏。疫毒火热，耗伤肾阴，损伤肾阳，最终阴阳虚衰，或邪毒与气血搏结，气血运行不畅，肾不能化生精气，发为本病。

（三）劳倦过度、饮食不节

劳倦过度，容易耗伤脾气；过食辛辣厚腻食物，饮酒过度，均可使原有病症转化为关格之证。

（四）其他

慢性肾衰竭常见病因有原发性和继发性肾小球肾炎、糖尿病肾病、高血压肾小动脉硬化、肾小管间质性疾病、肾血管疾病、遗传性肾病等。在中国，本病常见的病因依次为原发性肾小球肾炎、糖尿病肾病、高血压肾小动脉硬化、狼疮性肾炎、梗阻性肾病、多囊肾等。

（五）危险因素

慢性肾衰竭危险因素有高血糖、高血压、蛋白尿、低蛋白血症、吸烟等。

## 二、常见证候要点

### （一）正虚诸证

#### 1．脾肾气虚证

证见：倦怠乏力，气短懒言，食少纳呆，腰酸膝软，脘腹胀满，大便溏，口淡不渴，舌淡有齿痕。

#### 2．脾肾阳虚证

证见：畏寒肢冷，倦怠乏力，气短懒言，食少纳呆，腰酸膝软，腰部冷痛，脘腹胀满，大便溏，夜尿清长，舌淡有齿痕。

#### 3．气阴两虚证

证见：倦怠乏力，腰酸膝软，口干咽燥，五心烦热，夜尿清长，舌淡有齿痕。

#### 4．肝肾阴虚证

证见：头晕头痛，腰酸膝软，口干咽燥，五心烦热，大便干结，尿少色黄，舌淡红少苔。

#### 5．阴阳两虚证

证见：畏寒肢冷，五心烦热，口干咽燥，腰酸膝软，夜尿清长，大便干结，舌淡有齿痕。

## （二）邪实诸证

### 1．湿浊证

证见：恶心呕吐，肢体困重，食少纳呆，脘腹胀满，口中黏腻，舌苔厚腻。

### 2．湿热证

证见：恶心呕吐，身重困倦，食少纳呆，口干口苦，脘腹胀满，口中黏腻，舌苔黄腻。

### 3．水气证

证见：全身浮肿，尿量少，心悸、气促，甚则不能平卧。

### 4．血瘀证

证见：面色晦暗，腰痛，肌肤甲错，肢体麻木，舌质紫暗或有瘀点瘀斑。

### 5．浊毒证

证见：恶心呕吐，口中有氨味，纳呆，皮肤瘙痒，尿量少，身重困倦，嗜睡，气促不能平卧。

## 三、常见症状和证候施护

### （一）倦怠乏力

（1）加强患者安全宣教，采取相关的安全措施。

（2）遵医嘱予艾灸，取关元（附图25）、足三里（附图22）等穴。

（3）遵医嘱予穴位按摩，取足三里（附图22）、三阴交（附图17）等穴。

### （二）腰酸膝软

（1）指导患者起卧势缓。

（2）遵医嘱予穴位按摩，取气海（附图21）、足三里（附图22）、三阴交（附图17）等穴。

（3）遵医嘱予艾灸，取肾俞（附图29）、气海（附图21）、关元（附图25）等穴。

（4）遵医嘱予耳穴贴压，取肾、神门（附图38）等耳穴。

### （三）恶心呕吐

（1）观察及记录呕吐物的色、质、量，及时报告医师。

（2）遵医嘱予穴位按摩，取合谷（附图1）、内关（附图20）等穴。

（四）皮肤瘙痒

（1）协助患者剪指甲，指导患者避免用力搔抓皮肤。

（2）遵医嘱予穴位按摩，取曲池（附图 2）、合谷（附图 1）、足三里（附图 22）等穴。水肿明显者不宜采用此法。

（五）水肿

（1）监测体重、腹围、液体出入量等指标。

（2）重度水肿者宜卧床休息，头面眼睑水肿者应头高位，下肢水肿明显可抬高足部，阴囊水肿可用阴囊托托起阴囊。

## 四、健康指导

（一）生活起居

（1）指导患者晨起做深呼吸屏气运动，在家属或医护人员陪同下散步、练习八段锦等。

（2）协助患者进行自我保健，如按摩足三里（附图 22）、肾俞（附图 29）等穴，早晚各 1 次，每次 15 分钟。

（3）遵循运动的个体化原则，协助患者制订运动计划，鼓励患者长期坚持，持之以恒的原则。

（4）做好皮肤护理，涂抹润肤品，减少皮肤瘙痒。

（二）饮食指导

施行持续性饮食营养管理，记录液体出入量，增加优质蛋白摄入。

### 1．正虚诸证

（1）脾肾气虚证者，宜食健脾补肾益气的食物，如大枣、肉桂等。

（2）脾肾阳虚证者，宜食温阳的食物，如肉桂、羊肉等。

（3）气阴两虚证者，宜食滋阴补气的食物，如玉竹、桑椹等。

（4）肝肾阴虚证者，宜食补益肝肾、滋阴清热的食物，如大枣、枸杞子、山药、扁豆、薏苡仁等。

（5）阴阳两虚证者，宜食阴阳双补的食物，如牛肉、羊肉、韭菜、山药等。

### 2．邪实诸证

（1）湿浊证者，宜食健脾化浊的食物，如薏苡仁、白扁豆、山药等。

（2）湿热证者，宜食清热化湿的食物，如赤小豆、薏苡仁、冬瓜等。

（3）水气证者，宜食化气利水的食物，如冬瓜、丝瓜等。

（4）血瘀证者，宜食活血化瘀的食物，如葡萄、山慈菇、桃子等。

（5）浊毒证者，宜食解毒化浊的食物，如绿豆、赤小豆、薏苡仁等。

### 3. 饮食原则

宜进食优质低蛋白、充足热量，低盐、低钾、低磷饮食。

（1）蛋白质：慢性肾衰竭患者应限制蛋白质的摄入，且饮食中50%以上的蛋白质为优质蛋白，如鸡蛋、牛奶、瘦肉、鱼等，由于植物蛋白中含非必需氨基酸多，应尽量减少摄入，如花生及其制品。具体摄入量应根据患者的肾小球滤过率调整。

（2）热量：供给患者足够的热量，以减少体内蛋白质的消耗。一般每日摄入的热量为 126 ～ 147 kJ/kg（30 ～ 35 kcal/kg），摄入热量的70%由碳水化合物供给。可选用热量高、蛋白质含量低的食物，如麦淀粉、藕粉、薯类、粉丝等。

（3）其他：微量元素、维生素的摄入要求。

A. 钠：一般每天食盐摄入量不超过 6 g，水肿、高血压、少尿者需限制食盐摄入量不超过 5 g。

B. 钾：每天尿量 < 1000 mL 时，需限制饮食中钾的摄入，蔬菜经沸水煮后沥出可有效减少钾的含量。

C. 磷：低磷饮食，每天磷摄入量应 < 600 mg。

D. 补充水溶性维生素，如维生素 C、维生素 $B_6$、叶酸。

E. 补充矿物质和微量元素，如铁、锌等。

## （三）情志调理

（1）语言疏导法。运用语言与患者沟通，引导患者化郁为畅，疏泄情志。

（2）移情易志法。鼓励患者采用一些方法进行自我放松，如听音乐、做放松操等。

（3）鼓励病友间相互交流体会。

（4）加强肾脏替代治疗的宣教，缓解患者心理压力。

# 第二节　前列腺增生（癃闭）

前列腺增生又称为良性前列腺增生，是引起中老年男性排尿障碍最常见的一种良性疾病。主要表现为尿频、尿急、夜尿增多、排尿分叉和进行性排尿困难等。

癃闭是由肾和膀胱气化失司引起的，以尿量减少，排尿困难，甚则小便闭塞不通为主要临床表现的病证。

## 一、病因和诱因

### （一）饮食不节

嗜食辛辣醇酒、肥甘厚味，以致脾失健运，湿热内生，阻于中焦，下注膀胱；或肾热移于膀胱，膀胱湿热阻滞，气化不行，小便不通，而成癃闭。

### （二）外邪入侵

湿热毒邪伤肺，肺热壅滞，肺气闭塞，肺失宣肃，水道通调障碍，津液不能下输膀胱；或肺热过盛，下移膀胱，以致上、下焦为热气闭阻而成癃闭；或下阴不洁，湿热秽浊之邪上犯膀胱，膀胱气化不利，小便不通，则为癃闭。

### （三）体虚久病

饮食不节、饥饱失宜或久病劳倦伤脾，脾气虚弱，清气不升则浊阴不降，小便不利。年老或久病，肾阳不足，命门火衰，"无阳则阴无以生"而致尿不得出；或下焦积热，久病津亏，致肾阴耗损，"无阴则阳无以化"而小便不利。

### （四）情志失调

七情内伤而肝气郁结，疏泄失常，三焦水液运化及气化功能失调，水道受阻，形成癃闭。且肝经绕阴器，抵少腹，故肝经有病，也可导致癃闭。

### （五）尿路阻塞

瘀血败精，停留不去，阻塞尿道；或肿块结石，阻于尿路，小便难以排出，因而形成癃闭。

### （六）其他

前列腺增生的病因尚未明确，目前认为高龄和有功能的睾丸是其中最重要的发病原因，任何可以引起前列腺间质及表皮细胞间发生变化的因素，都可以使前列腺细胞凋亡减少而出现增生。常见的因素为性激素分泌失衡及高脂肪、高蛋白饮食。

## 二、常见证候要点

### （一）湿热下注证

证见：小便频数不爽，尿黄而热或涩痛，或小便不通，少腹急满胀痛，口苦口黏，或渴不欲饮，大便秘结，舌质红苔黄腻，脉滑数或濡数。

### （二）气滞血瘀证

证见：小便不通或点滴而下，或尿细如线，胸胁胀满，口苦咽干，少腹急满胀痛，舌质淡或紫暗，脉弦或涩。

### （三）肾虚血瘀证

证见：尿频尿急，夜尿增多，排尿无力，尿线细，排尿时间延长，伴腰膝酸痛，小腹胀痛，舌淡紫苔白，脉细涩。

## 三、常见症状和证候施护

### （一）尿频、夜尿增多、尿急

（1）观察患者排尿次数，尿液量、色、性质。

（2）糖尿病患者需积极治疗糖尿病，保持血糖水平接近正常水平，不利于细菌生长，这是预防尿路感染的主要手段。

（3）饮食有节，不食油腻、辛辣食物，多食蔬菜、水果。

（4）适当增加饮水量以冲洗尿路，不憋尿，有尿意时及时排空膀胱。

（5）加强体育锻炼，增强体质。一旦感染，急性期应卧床休息；恢复期参加适度的体力活动，避免体质虚弱，但不宜过劳。

（二）排尿困难

（1）观察患者排尿难易程度，尿色、尿量，有无尿痛。

（2）诱导患者排尿，让患者听水声或用温水冲洗会阴。

（3）做好情志护理，减轻患者紧张、忧郁情绪，消除不良因素，如病室内不宜有陌生人，病室内宜静不宜喧闹等。

（4）对尿潴留6小时以上，经诱导无效者，通知医生，遵医嘱予导尿术，必要时留置导尿。

（5）留置导尿的患者保持引流通畅，避免引流管受压、扭曲、阻塞，防治逆行感染，定时更换集尿袋，集尿袋位置应低于耻骨联合。

（6）遵医嘱予艾灸，取肾俞（附图29）、三阴交（附图17）、阳陵泉（附图32）等穴，以减轻排尿困难。

（7）排尿困难发生频繁的老年人，可以在每天晚上睡前和晨起时，排空小便，仰卧于床上，双手搓热，左手置于小腹上，右手放在左手背上，双腿屈曲，腹部放松，双手按顺时针方向按摩，开始每次按100圈，以后次数逐渐增加，以改善症状。

（三）尿不尽、残余尿增多

（1）注意外阴卫生，每日用温水冲洗。

（2）有尿意时，及时排尿，不要憋尿，每晚临睡前，排空膀胱。

（3）多饮水，以增加尿量，排除细菌和毒素，保持尿道清洁。

（4）遵医嘱予穴位按摩，点揉气海（附图21）、关元（附图25）、中极（附图35）、三阴交（附图17）等穴。

## 四、健康指导

### （一）生活起居

（1）病室宜整洁、舒适，空气新鲜，温、湿度适宜。

（2）注意饮食及个人卫生，不吃不洁食物，每日温水冲洗会阴1～2次。

（3）注意休息，防过度劳累，以免引起尿潴留。冬天应注意保暖，预防感冒。防止前列腺过度充血。

（4）定时饮水，不憋尿，减轻前列腺负担。

### （二）饮食指导

饮食宜清淡而富有营养，多食水果和蔬菜；忌食辛辣、烟酒、肥甘厚腻等生湿助火的食物。

（1）湿热下注证者，宜食清热利湿的食物，如花椰菜、小米、绿豆等；忌食辛辣、肥甘助火的食物。

（2）气滞血瘀证者，宜选用有行气、活血功能的食物，如白萝卜、生姜、桂皮、桃仁、油菜、黑大豆等，少吃盐和味精，避免加重血瘀的程度；忌食生冷、油腻、胀气的食物。

（3）肾虚血瘀证者，饮食宜清淡；忌食辛辣、刺激之物，尽可能戒除烟、酒。

（4）少尿、无尿者，要控制入水量，以"量出为入"为原则，每日进水量＝前一天的尿量＋500 mL。水肿、高血压患者每日盐摄入量不超过3 g。少尿及高钾血症患者须严格控制含钾食物的摄入，如香蕉、橘子、香菇等。

（三）用药指导

中药汤剂宜温热时服用，一般药物遵医嘱按时按量服用。气血亏虚者，中药宜温服，虚证患者服用补益药宜在早晚温服。

（四）情志调理

避免忧思积虑和劳累过度等易引起复发的因素，肝郁气滞者多因病情急而痛苦，难以名状而紧张不安，更加重病情，故当加强情志护理，避免不良刺激。对抑郁者进行心理疏导，对善怒者稳定其情绪，配合冥想等方法放松心情，保持恬淡心境，还可通过听音乐、读书看报等方法怡情易性，解除思想顾虑。

（五）康复指导

（1）行前列腺切除术后出院后1～2个月内，避免剧烈活动，如跑步、性生活等。

（2）术后36个月内可能出现溢尿，应指导患者经常进行缩肛锻炼，即吸气时缩肛门、呼气时放松肛门括约肌，一收一放为1次，每日做2遍，每遍做20～30次。

# 第七章　风湿免疫性疾病

## 第一节　类风湿性关节炎

　　类风湿性关节炎是以侵蚀性、对称性多关节炎为主要临床表现的慢性、全身性自身免疫性疾病。

　　类风湿性关节炎在中医范畴内属于"痹证"。痹证是因风、寒、湿、热等外邪入侵，闭阻经络，影响气血运行，引起以肢体、筋骨、关节、肌肉等处发生疼痛、重着、酸楚、麻木，或关节屈伸不利、僵硬、肿大、变形等为主要临床表现的病证。

## 一、病因和诱因

### （一）感受风寒湿邪

　　久居潮湿之地、贪凉露宿、严寒冻伤、睡卧当风、暴雨浇淋、水中作业或汗出入水等，外邪注于肌腠经络，滞留于关节筋骨，导致气血痹阻而发为风寒湿痹。因感受风寒湿邪各有所偏盛，而有行痹、痛痹、着痹之别。若素体阳气偏盛，内有蓄热，复感风寒湿邪，可从阳化热；或风寒湿痹经久不愈，亦可蕴而化热。

（二）感受风湿热邪

久居炎热潮湿之地，外感风湿热邪，袭于肌腠，壅于经络，痹阻气血经脉，滞留于关节筋骨，发为风湿热痹。

（三）劳逸不当

劳欲过度，将息失宜，精气亏损，卫外不固；或激烈活动后体力下降，防御功能降低，汗出肌疏，外邪乘袭。

（四）久病体虚

老年体虚，肝肾不足，肢体筋脉失养；或病后、产后气血不足，腠理空疏，外邪乘虚而入。

（五）饮食不当或外伤

恣食肥甘厚腻或酒热海腥发物，导致脾失健运，湿热痰浊内生；或跌扑外伤，损及肢体筋脉，气血经脉闭阻，亦与痹证发生有关。

（六）环境因素

导致本病的直接感染因子尚未明确，但临床及实验研究资料均表明，某些细菌、支原体和病毒等感染与类风湿性关节炎关系密切。

（七）遗传易感性

流行病学调查显示类风湿性关节炎与遗传因素密切相关，一级亲属患病概率为11%。

（八）免疫系统紊乱

免疫系统紊乱是类风湿性关节炎的主要发病机制。

## 二、常见证候要点

（一）风湿痹阻证

证见：肢体关节疼痛、重着，或有肿胀，痛处游走不定，关节屈伸不利，舌淡红，苔白腻。

（二）寒湿痹阻证

证见：肢体关节冷痛、肿胀、屈伸不利，局部畏寒，得寒痛剧，得热痛减，舌胖，舌质淡暗，苔白腻或白滑。

（三）湿热痹阻证

证见：关节肿痛，触之灼热或有热感，口渴不欲饮，烦闷不安，或有发热，舌质红，苔黄腻。

（四）痰瘀痹阻证

证见：关节肿痛日久不消、晨僵、屈伸不利，关节周围或皮下结节，舌暗紫，苔白厚或厚腻。

（五）气血两虚证

证见：关节肌肉酸痛无力，活动后加剧，或肢体麻木，肌肉萎缩，关节变形，少气乏力，自汗，心悸，头晕目眩，面黄少华；舌淡苔薄白。

（六）肝肾不足证

关节肌肉疼痛、肿大或僵硬变形、屈伸不利，腰膝酸软无力，关节发凉，畏寒喜暖，舌红，苔白薄。

## 三、常见症状和证候施护

（一）晨僵

（1）观察晨僵持续的时间、程度及受累关节。

（2）注意防寒保暖，必要时佩戴手套、护膝、袜套、护腕等。

（3）晨起用力握拳再松开，交替进行 50 ～ 100 次（手关节锻炼前先温水浸泡）；床上行膝关节屈伸练习 30 次。

（4）遵医嘱予穴位按摩：取曲池（附图 2）、肩髃（附图

53）等穴。

（5）遵医嘱予艾灸：悬灸阿是穴。

（二）关节疼痛

（1）观察疼痛性质、部位、程度、持续时间及伴随症状。

（2）疼痛剧烈的患者，以卧床休息为主，受损关节保持功能位。

（3）局部保暖并在关节处加护套。

（4）勿持重物，可使用辅助工具，减轻对受累关节的负重。

（5）遵医嘱予穴位贴敷：取阿是穴。如局部皮肤色红，禁止行穴位贴敷。

（三）关节畸形

（1）做好安全评估，如日常生活能力、跌倒/坠床风险等，防止跌倒或其他意外事件发生。

（2）遵医嘱予艾灸：取阿是穴。

（3）遵医嘱予穴位贴敷：取阿是穴。

（四）疲乏无力

（1）急性期多卧床休息，恢复期适量活动，防止劳累，减少弯腰、爬高、下蹲等动作。

（2）遵医嘱予艾灸：取足三里（附图22）、关元（附图25）、气海（附图21）等穴。

（3）遵医嘱予穴位贴敷：取肾俞（附图29）、脾俞（附图30）、足三里（附图22）等穴。

## 四、健康指导

### （一）生活起居

（1）居室环境宜温暖向阳、通风、干燥，避免寒冷刺激。

（2）避免小关节长时间负重，避免不良姿势，减少弯腰、爬高、蹲起等动作。

（3）每日适当晒太阳，用温水洗漱，坚持热水泡足。

（4）卧床时保持关节功能位，行关节屈伸运动。

### （二）饮食指导

（1）风湿痹阻证者，宜食祛风除湿、通络止痛的食物，如鳝鱼、薏苡仁、木瓜、樱桃等。

（2）寒湿痹阻证者，宜食温经散寒、祛湿通络的食物，如牛肉、山药、大枣、红糖、红小豆等。

（3）湿热痹阻证者，宜食清热祛湿的食物，如薏苡仁、红豆、黄瓜、苦瓜、冬瓜、丝瓜、绿豆芽、绿豆等。

（4）痰瘀痹阻证者，宜食活血化瘀的食物，如山楂、桃仁、陈皮、薏苡仁、绿豆等。

（5）气血两虚证者，宜食补益气血的食物，如大枣、薏苡仁、赤小豆、山药、阿胶、鸡肉、牛肉、乌骨鸡、黑芝麻、龙眼肉等。

（6）肝肾不足证者，宜食补益肝肾的食物，如甲鱼、山药、枸杞子、鸭肉、鹅肉、芝麻、黑豆等。

（三）情志调理

（1）多与患者沟通，了解其心理状态，及时给予心理疏导，同时鼓励患者多与他人交流。

（2）鼓励家属多陪伴患者，给予情感支持。

（四）康复指导

（1）保持关节的功能位，并在医护人员指导下做康复运动，活动量应循序渐进地增加，避免突然剧烈活动。

（2）病情稳定后，可借助各种简单工具与器械，进行关节功能锻炼。如捏核桃、握握力器、做手指关节操等，锻炼手指关节功能；空蹬自行车，锻炼膝关节；踝关节屈伸运动等。逐步可进行太极拳、八段锦、气功等锻炼。

# 第二节　强直性脊柱炎

强直性脊柱炎是脊柱关节炎常见的临床类型，以中轴关节受累为主，可伴发关节外表现，严重者可发生脊柱畸形和关节强直，是一种慢性自身炎症性疾病。

强直性脊柱炎在中医范畴内属于"痹证"。痹证是因风、寒、湿、热等外邪入侵，闭阻经络，影响气血运行，引起以肢体、筋骨、关节、肌肉等处发生疼痛、重着、酸楚、麻木，或关节屈伸不利、僵硬、肿大、变形等为主要临床表现的病证。

## 一、病因和诱因

本病的中医病因和诱因与类风湿性关节炎相同。本病是由遗传和环境因素共同作用引发的多基因遗传病。其发病还可能与志贺菌、沙门菌等肠道病原菌感染有关，这些病原菌可引发异常的免疫应答，造成组织损伤而引发疾病。

## 二、常见证候要点

### （一）肾虚督寒证

证见：腰骶、脊背、臀疼痛、僵硬不舒，牵及膝腿痛或酸软无力，畏寒喜暖，得热则舒，俯仰受限，活动不利，甚则腰脊僵直或后凸变形，行走坐卧不能，或见男子阴囊寒冷，女子白带寒滑，舌暗红，苔薄白或白厚，脉多沉弦或沉弦细。

### （二）肾虚湿热证

证见：腰骶、脊背、臀酸痛、沉重、僵硬不适，身热不扬、绵绵不解，汗出心烦，口苦黏腻或口干不欲饮，或见脘闷纳呆，大便溏软或黏滞不爽，小便黄赤，或伴见关节红肿灼热掀痛，或有积液，屈伸活动受限，舌质偏红，苔腻或黄腻或垢腻，脉沉滑、弦滑或弦细数。

## 三、常见症状和证候施护

### （一）晨僵

（1）首发症状常为下腰背痛伴晨僵，夜间休息或久坐时加重，活动后减轻。观察晨僵持续的时间、程度及受累关节。

（2）注意防寒保暖，必要时佩戴手套、护膝、袜套、护腕等。

（3）晨起用力握拳再松开，交替进行 50 ～ 100 次（手关节锻炼前先温水浸泡）；床上行膝关节屈伸练习 30 次。

（4）遵医嘱予穴位按摩：取阿是穴。

（5）遵医嘱予艾灸：悬灸阿是穴。

### （二）关节疼痛

（1）观察疼痛性质、部位、程度、持续时间及伴随症状。

（2）疼痛剧烈的患者，以卧床休息为主，受损关节保持功能位。

（3）遵医嘱予穴位贴敷：取阿是穴。如局部皮肤色红，禁用此法。

## 四、健康指导

### （一）生活起居

（1）居室环境宜温暖、安静、整洁，空气流通，避免强光和噪音刺激。

（2）劳逸结合，脊柱变形者指导睡硬板床。保持衣被清洁干燥，出汗多时及时擦干，更换衣被。保持皮肤与口腔的清洁，减少并发症的发生。

（3）生活不能自理的卧床患者要经常帮助其活动肢体，适时更换卧位，受压部位用软垫保护，防止发生压疮。

### （二）饮食指导

（1）宜食营养丰富、清淡可口、易消化的食物。

（2）风、寒、湿痹者，应进食温热性质的食物，适当饮用药酒，忌食生冷。

（3）热痹者，饮食宜清淡，忌食辛辣、肥甘、醇酒等食物，并要多饮水。

（4）冬季还可多进食温补性食物，如牛肉、羊肉、骨头汤等。此外，本病易造成骨量丢失而致骨质疏松，应多进食含钙质高的食物，如虾皮、酥鱼、奶制品等。

### （三）情志调理

（1）多与患者进行面对面的沟通，给予患者耐心的开导、热心的抚慰与鼓励，帮助患者正确认识自己的病情，了解治疗的过程与方法，建立战胜疾病的信心。

（2）由于病程缠绵、行动不便，患者常心情抑郁，要关心患者，给予心理安慰，减轻其痛苦，使其积极配合治疗与护理。

（四）康复指导

（1）疾病活动期以被动运动为主，缓解期可进行主动与被动运动，但应避免剧烈运动。保持正确的坐姿及站姿，避免身体屈曲。休息时睡硬板床，低枕，以平卧位为主。

（2）个人生活护理。禁酒，戒烟，预防感冒，避免创伤及穿紧身衣。保持居家清洁卫生，适当通风。注意生殖器卫生，勤洗内裤并注意生活检点。女性患者避免穿高跟鞋。

（3）病情允许下可进行体育锻炼，如游泳、做保健操。适当休息，保持心情舒畅，避免劳累。

（4）除急性期疼痛剧烈者外，强直性脊柱炎患者应坚持进行姿势矫正和关节功能锻炼，保持脊柱及关节的活动度和灵活性，防止关节挛缩畸形。为缓解腰背疼痛或疲劳感而长期采取的不正确姿势，易加速脊柱及关节畸形。行走和站立均应保持正确姿势，坐姿要正，站立要直。进行深呼吸、扩胸和下蹲运动锻炼；每天进行颈椎、胸椎、腰椎的前屈、后伸、侧弯和转动等锻炼及髋关节的屈曲与伸展锻炼。每次活动量以不引起第二天关节症状加重为限，活动前先按摩松解椎旁肌肉可减轻疼痛，防止肌肉损伤。

# 第八章　乳房及妇科疾病

## 第一节　乳腺癌（乳岩）

乳腺癌是乳腺上皮细胞在多种致癌因子的作用下，发生增殖失控的现象。本病疾病早期常表现为乳房肿块、乳头溢液、腋窝淋巴结肿大等症状；晚期可因癌变发生远处转移，出现多器官病变，直接威胁患者生命。

乳岩是以乳房部肿块、质地坚硬、高低不平、病久肿块溃烂、脓血污秽恶臭、疼痛日增为主要表现的肿瘤性疾病。

## 一、病因和诱因

### （一）情志失调

郁怒伤肝则气机不畅，忧思伤脾则运化失职。肝脾损伤，痰浊内生，经络阻塞，气血凝滞，痰瘀互结于乳房而发为本病。

（二）饮食不节

过食肥甘厚味、辛辣炙煿，损伤脾胃，化生痰浊，结于乳房，日久而成岩肿。

（三）冲任失调

冲任为气血之海，隶属于肝肾。冲任失调则气血失和，气血瘀滞，阻滞经络，结于乳中而成岩肿。

（四）正气不足

正气不足，易感风寒，阻塞经络，气血瘀滞，日久化生痰浊，结于乳中而致岩肿。

（五）雌激素作用

乳腺是多种内分泌激素的靶器官，其中雌酮及雌二醇与乳腺癌的发病有直接关系。月经初潮年龄早（小于 12 岁）、绝经年龄晚（大于 55 岁）、不孕及初次生育年龄晚（大于 30 岁）、哺乳时间短、停经后进行雌激素替代疗法等，均可增加或延长体内雌激素的暴露，与乳腺癌发病密切相关。

（六）遗传因素

部分乳腺癌患者有一定的家族史，其母亲或姐妹有乳腺癌病史。

（七）诱发因素

营养过剩、肥胖、高脂饮食、过度饮酒等诱发因素会增加乳腺癌的发病率。

## 二、常见证候要点

（一）气滞痰凝证

证见：乳房肿块胀痛，两胁作胀，心烦易怒；或口苦，头晕目眩，舌苔薄白或薄黄。

（二）冲任失调证

证见：乳房肿块胀痛，两胁作胀，头晕目眩；或月经失调，腰腿酸软，五心烦热，目涩，口干，舌质红，苔少有裂纹。

（三）毒热蕴结证

证见：乳房肿块迅速增大，肿处疼痛、红肿甚至溃烂，分泌物臭秽等；或发热、心烦、口干、便秘，舌质暗红，舌苔黄白或黄厚腻。

（四）气血两虚证

证见：疲倦乏力，精神不振，食欲不振，失眠多梦，口干少津，二便失调，舌淡，苔薄白。

（五）气阴两虚证

证见：口干苦，喜饮，纳差，乏力，腰腿酸软，五心烦热，舌质干红，少苔或薄苔。

（六）瘀毒互结证

证见：肿瘤增长迅速，神疲乏力，纳差消瘦，面色晦暗；或伴有疼痛，多为刺痛或胀痛，痛有定处，或伴有乳房肿物坚韧，若溃破则腐肉色败不鲜，舌淡或淡暗，苔白。

## 三、常见症状和证候施护

（一）肢体肿胀

（1）评估患侧肢体水肿程度，如出现肿胀加重及时报告医生。

（2）平卧时抬高患肢，使其与心脏保持在同一水平；患肢不宜进行静脉输液及测血压。

（3）指导患者做患肢握拳活动，每次 5 ～ 10 分钟，每日 2 ～ 3 次。

（二）疼痛

（1）评估患者疼痛性质、持续时间。

（2）指导患者使用转移注意力的方法，如读书、看报、与人交流等。

（3）教会患者使用放松术，如全身肌肉放松、缓慢的深呼吸、听舒缓音乐等。

（三）心烦易怒

（1）多与患者及其家属交流，及时了解患者存在的心理问题，帮助其排忧解难。

（2）帮助患者取得其爱人、家属的理解和关爱。

（3）推荐患者听轻音乐，舒缓情绪。焦虑患者宜听安静、柔和、婉约的乐曲，如《高山流水》等；抑郁患者宜听冥想式的乐曲，如《沉思》等。

（四）恶心、呕吐（化疗期间）

（1）观察呕吐物的量、色、性质，及时记录并报告医生。

（2）呕吐后，遵医嘱以温开水或中药漱口液漱口。

（3）遵医嘱予艾灸：取中脘（附图24）、关元（附图25）、足三里（附图22）、神阙（附图26）等穴。

（4）遵医嘱予穴位按摩：取足三里（附图22）、合谷（附图1）、内关（附图20）等穴。

（五）四肢麻木（化疗期间）

（1）保证环境安全，避免烫伤、灼伤、磕碰等。

（2）注意四肢保暖，穿棉袜，戴棉质手套，防止受凉。

（3）遵医嘱予穴位按摩：取足三里（附图22）、太冲（附

图 61）、阳陵泉（附图 32）、曲池（附图 2）、内关（附图 20）等穴。

## 四、健康指导

### （一）生活起居

（1）定期对健侧乳房进行自我检查，乳房切除的患者建议佩戴义乳。

（2）适当锻炼：如太极拳、气功、八段锦、伸展运动等。

（3）勿在患侧上肢测血压、抽血、做静脉或皮下注射等，避免患侧上肢过度负重和外伤，避免患侧上肢下垂过久。

（4）避免患侧上肢搬动、提拉过重物体。

（5）术后 5 年内避免妊娠，防止乳腺癌复发。

### （二）饮食指导

（1）气滞痰凝证者，宜食疏肝理气、化痰散结的食物，如陈皮、丝瓜、李子、海带、紫菜等。

（2）冲任失调证者，宜食调理冲任、补益肝肾的食物，如大枣、甲鱼、桑椹、黑木耳等。

（3）毒热蕴结证者，宜食清热解毒、活血化瘀的食物，如莲藕、菱角、苦瓜、葡萄、柠檬、大白菜、茄子、香菇等。

（4）气血两虚证者，宜食益气养血、健脾补肾的食物，如龙眼肉、大枣、茯苓、山药、黑芝麻、瘦肉、牛奶、蛋类等。

（5）气阴两虚证者，宜食益气养阴的食物，如黑木耳、银耳、鸭肉等。

（6）瘀毒互结证者，宜食解毒化瘀的食物，如苦瓜、丝瓜、海带、海蜇、马蹄等。

（7）肠胃不适伴恶心者，宜食促进消化、增加胃肠蠕动的食物，如生白萝卜汁；伴呕吐者，宜进食止呕和胃的食物，如姜汤（生姜汁1汤匙、蜂蜜2汤匙、开水3汤匙，调匀，频服）。

（8）化疗期间的患者，宜食促进消化、健脾开胃、补益气血的食物，如白萝卜、香菇、陈皮、菠菜、桂圆、金针菇等；禁食辛辣及油炸的食物。

（9）放疗期间的患者，宜食生津养阴、清凉甘润的食物，如藕汁、雪梨汁、萝卜汁、绿豆汤、冬瓜汤、竹笋、西瓜、橙子、蜂蜜、甲鱼等。

（三）情志调理

（1）鼓励患者主动抒发心中的不良情绪，保持心态稳定。

（2）鼓励病友间相互交流，增强战胜疾病的信心。

（3）指导患者使用转移注意力的方法，如阅读、倾听（音乐、广播）、写作、绘画、练书法等。

（4）鼓励家属多与患者交谈，多陪伴患者。

（四）康复指导

（1）早期开始患侧上肢的功能锻炼，活动手指和腕部，进行上肢肌肉等长收缩、握拳、屈腕等活动；术后伤口引流管拔除前不抬高患侧上肢，不外展肩关节，不要以患侧肢体支撑身体等，以防影响愈合；术后伤口拔除引流管后，根据具体情况指导患者开始全方位功能锻炼，如摸耳（附图91）、爬墙（附图92）、外展（附图93）、上举（附图94）等。

（2）功能锻炼应根据实际情况而定，一般每日 3 ～ 4 次，每次 20 ～ 30 分钟为宜，应循序渐进，逐渐增加功能锻炼的内容，避免过度疲劳。

# 第二节　绝经综合征（绝经前后诸证）

绝经综合征是指妇女绝经前后出现性激素波动或减少所致的一系列躯体及精神心理症状。绝经分自然绝经和人工绝经。自然绝经是指卵巢内卵泡生理性耗竭所致的绝经；人工绝经是指两侧卵巢经手术切除或放射线照射等所致卵巢功能丧失而导致的绝经。人工绝经患者更容易出现绝经综合征。

在中医范畴，绝经综合征属于绝经前后诸证，其是指妇女在绝经期前后，伴随月经紊乱或绝经出现明显不适，如烘热面赤、汗出、烦躁易怒、眩晕耳鸣、心悸失眠、腰背酸痛、手足心热、面肢浮肿等。

## 一、病因和诱因

### （一）肾阴虚

肾阴素虚，精亏血少，经断前后，天癸渐竭，精血衰少，复加忧思失眠，营阴暗损，或房事不节，精血耗伤，或失血大病，阴血耗伤，肾阴更虚，脏腑失养，遂致经断前后诸证发生。

（二）肾阳虚

素体虚弱，肾阳虚衰，经断前后，肾气更虚，复加大惊卒恐，或房事不节，损失肾气，命门火衰，冲任失调，脏腑失煦，遂致经断前后诸证发生。

（三）肾阴阳俱虚

绝经前后，精血亏虚，肾阳渐衰，真阴真阳不足，不能温养脏腑，化生气血，机体的正常生理活动失衡而致诸证丛生。

（四）其他

卵巢功能衰退、下丘脑－垂体功能退化、体内性激素水平波动或低下引起绝经。

## 二、常见证候要点

（一）肾阴虚证

证见：经断前后，阵发性烘热汗出，伴头晕目眩，失眠健忘，烦躁易怒，口咽干燥，腰膝酸软，阴部干涩，皮肤瘙痒，舌质红，苔少，脉细数。

（二）肾阳虚证

证见：经断前后，畏寒肢冷，小便清长，夜尿多，自汗，腰酸痛，面浮肢肿，带下量多，色白质稀，经来无期，月经过多、或淋漓不净、或忽然暴下如注，经色淡、质稀，精神萎靡，面色晦暗，舌质淡，苔白滑，脉沉弱。

（三）肾阴阳俱虚证

证见：经断前后，头晕耳鸣，健忘，乍寒乍热，时而烘热汗出，腰背冷痛，舌质淡，苔薄白，脉沉弱。

## 三、常见症状和证候施护

（一）疼痛

（1）评估患者疼痛性质、持续时间。

（2）指导患者使用转移注意力的方法，如读书、看报、与人交流等。

（3）指导患者使用放松术，如全身肌肉放松、缓慢地深呼吸、听能舒缓情绪的音乐等。

（4）遵医嘱予针灸，肾阴虚者可取肾俞（附图29）、太溪（附图36）、中极（附图35）、三阴交（附图17）等穴；肾阳虚者可取肾俞（附图29）、关元（附图25）、三阴交（附图17）等穴。

（5）予穴位按摩，可取关元（附图25）、太冲（附图61）、

气海（附图21）、中极（附图35）、太溪（附图36）、三阴交
（附图17）、足三里（附图22）等穴。

（二）心烦易怒

（1）多与患者及其家属交流，及时了解患者存在的心理问
题，帮助其排忧解难。

（2）帮助患者取得家属的理解和关爱。

（3）推荐患者听轻音乐，舒缓情绪。焦虑患者宜听安静、
柔和、婉约的乐曲，如《高山流水》等；抑郁患者宜听冥想类
乐曲，如《沉思》等。

## 四、健康教育

（一）生活起居

（1）注意居住环境清洁、舒适、安静，保持室内空气新鲜。

（2）规律作息，早睡早起，不熬夜，不睡懒觉。

（二）饮食指导

（1）肾阴虚证者，宜食滋补肝肾之品，如枸杞子、甲鱼汤、
何首乌等。

（2）肾阳虚证者，宜食温补之品，如牛肉、猪肝、核桃栗
子粥等。

（3）肾阴阳俱虚证者，宜食益肾之品，如猪腰汤等；兼浮
肿者可选用利水消肿之品，如冬瓜、赤小豆等。

（三）用药护理

本病疗程较长，中药需按疗程规则服用。使用激素类药物后如出现月经异常及肝脏损害，应立即报告医生，予以停药。

（四）情志护理

（1）鼓励患者主动抒发心中的不良情绪，保持心态稳定。
（2）鼓励病友间相互交流，从而增强战胜疾病的信心。
（3）指导患者使用转移注意力的方法，如阅读、听音乐、收听广播、写作、绘画、练书法等。
（4）鼓励家属多与患者交谈，多陪伴患者。

# 附　　录

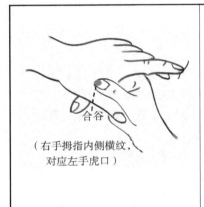

（右手拇指内侧横纹，
对应左手虎口）

本穴属手阳明大肠经。

主治病症：①头痛、目赤肿痛、鼻衄；②齿痛、口眼㖞斜、耳聋等头面五官疾病；③肢体、内脏疼痛；④热病、无汗、多汗、经闭；⑤腰扭伤、落枕、腕关节痛；⑥膈肌痉挛。

用法：①艾灸。隔物灸30～40分钟，温度38～50 ℃；悬灸10～20分钟。②按摩。拇指远端指腹点按并上下推理。

**附图1　合谷**

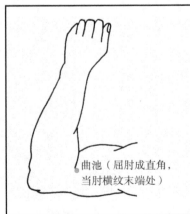

曲池（屈肘成直角，
当肘横纹末端处）

本穴属手阳明大肠经。

主治病症：①手臂痹痛、上肢不遂等上肢病证；②热病；③高血压；④癫狂；⑤腹痛、吐泻等肠胃病证；⑥咽喉肿痛、齿痛等五官疾患。

用法：①艾灸。隔物灸30～50分钟，温度40～45 ℃；悬灸5～20分钟。②按摩。拇指远端指腹点按。

**附图2　曲池**

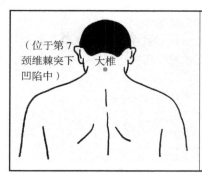

（位于第7颈椎棘突下凹陷中） 大椎

本穴属督脉。

主治病症：①手臂痹痛、上肢不遂等上肢病证；②热病；③高血压；④癫狂；⑤腹痛、吐泻等肠胃病证；⑥咽喉肿痛、齿痛等五官疾患。

用法：①艾灸。隔物灸30～50分钟，温度40～45℃；悬灸5～20分钟。②按摩。拇指远端指腹点按。

附图3　大椎

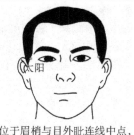

太阳

（位于眉梢与目外眦连线中点，向外约一横指的凹陷中）

本穴属经外奇穴。

主治病症：①头痛；②目赤肿痛、暴发火眼、目翳、视物不清、迎风流泪等目疾；③口眼㖞斜。

用法：①艾灸。隔物灸20～30分钟，温度38～45℃；悬灸5～10分钟。②按摩。拇指远端指腹点按。

附图4　太阳

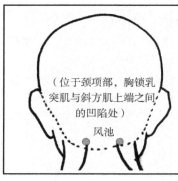

（位于颈项部，胸锁乳突肌与斜方肌上端之间的凹陷处）

风池

本穴属足少阳胆经。

主治病症：①头痛、眩晕、目赤肿痛、耳鸣等头面五官病证；②中风、不寐、癫痫等神志病证；③颈项强直；④视网膜出血、视神经萎缩。

用法：①艾灸。隔物灸30～70分钟，温度38～50℃；悬灸5～10分钟。②按摩。食指或中指远端指腹揉按。

附图5　风池

| 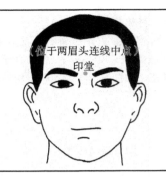 | 本穴属督脉。<br>主治病症：①头痛、眩晕、鼻衄、目赤肿痛等头目五官病证；②小儿惊风、失眠。<br>用法：①艾灸。隔物灸 20～30 分钟，温度 38～45 ℃；悬灸 5～10 分钟。②按摩。食指或中指远端指腹揉按。 |
|---|---|

附图 6　印堂

| 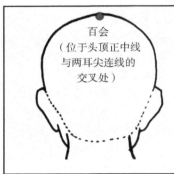 | 本穴属督脉。<br>主治病症：①眩晕、头痛等肝阳上亢诸证；②中风、癫狂；③健忘、不寐、痴呆等心脑病证；④脱肛、泄泻等中气下陷诸证。<br>用法：①艾灸。隔物灸 20～70 分钟，温度 38～48 ℃；悬灸 10～20 分钟。②按摩。食指或中指远端指腹揉按。 |
|---|---|

附图 7　百会

| 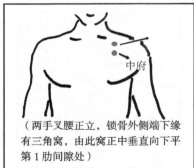 | 本穴属手太阴肺经。<br>主治病症：①咳嗽、气喘、胸痛等肺部病证；②肩背痛。<br>用法：①艾灸。隔物灸 30～50 分钟，温度 38～45 ℃；悬灸 5～10 分钟。②按摩。食指放在中府上，中指远端指腹揉按。 |
|---|---|

附图 8　中府

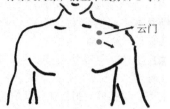

（位于胸部，锁骨下窝凹陷中肩胛骨喙突内缘，前正中线旁开 6 寸）

云门

本穴属手太阴肺经。

主治病症：①咳嗽、气喘；②胸痛、肩背痛。

用法：①艾灸。隔物灸 30 ～ 50 分钟，温度 38 ～ 45 ℃；悬灸 5 ～ 10 分钟。②按摩。食指放在中指上，中指远端指腹揉按。

**附图 9　云门**

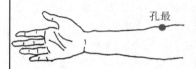

（手臂向前，仰掌向上，用另一只手握住手臂中段处，拇指指甲下压处）

孔最

本穴属手太阴肺经。

主治病症：①咳嗽、气喘、咯血、咽喉肿痛等肺系病证；②肘臂挛痛。

用法：①艾灸。隔物灸 30 ～ 40 分钟，温度 38 ～ 48 ℃；悬灸 10 ～ 20 分钟。②按摩。拇指指腹揉按。

**附图 10　孔最**

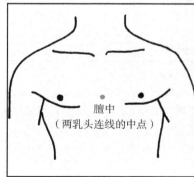

膻中
（两乳头连线的中点）

本穴属任脉。

主治病症：①胸闷、胸痛、心悸、心烦、咳嗽、气喘等心肺部病证；②乳少、乳痈；③呕吐、呃逆。

用法：①艾灸。隔物灸 30 ～ 70 分钟，温度 38 ～ 50 ℃；悬灸 5 ～ 10 分钟。②按摩。食指和中指指腹揉按。

**附图 11　膻中**

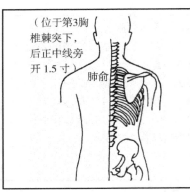

（位于第3胸椎棘突下，后正中线旁开1.5寸）

肺俞

本穴属足太阳膀胱经。

主治病症：①咳嗽、气喘、咯血等肺疾；②骨蒸潮热、盗汗；③颈淋巴结结核、心内膜炎、肾炎、风湿性关节炎、腰背痛。

用法：①艾灸。隔物灸30～70分钟，温度38～52 ℃；悬灸10～15分钟。②按摩。拇指指腹揉按。

附图 12　肺俞

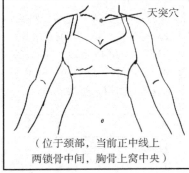

天突穴

（位于颈部，当前正中线上两锁骨中间，胸骨上窝中央）

本穴属任脉。

主治病症：①支气管哮喘、支气管炎、咽喉炎；②甲状腺肿大、食道炎、失音；③胸痛。

用法：①艾灸。隔物灸30～50分钟，温度38～48 ℃；悬灸5～10分钟。②按摩。食指和中指指腹揉按。

附图 13　天突

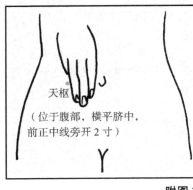

天枢

（位于腹部，横平脐中，前正中线旁开2寸）

本穴属足阳明胃经。

主治病症：①腹痛、腹胀、便秘、腹泻、痢疾等胃肠病证；②月经不调、痛经等妇科疾患；③肾炎。

用法：①艾灸。隔物灸30～60分钟，温度38～52 ℃；悬灸15～30分钟。②按摩。食指和中指指腹揉按。

附图 14　天枢

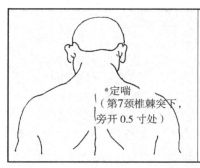

本穴属经外奇穴。

主治病症：①哮喘、咳嗽等肺部病证；②落枕、肩背痛。

用法：艾灸。隔物灸 30 ～ 70 分钟，温度 38 ～ 50 ℃；悬灸 10 ～ 20 分钟。

**附图 15　定喘**

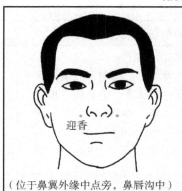

本穴属手阳明大肠经。

主治病症：①鼻塞、口㖞等局部病证；②胆道蛔虫症。

用法：①艾灸。悬灸 5 ～ 10 分钟。②按摩。双手食指远端指腹点按。

**附图 16　迎香**

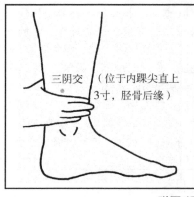

本穴属足太阴脾经。

主治病症：①脾胃虚弱、肠鸣、腹胀、泄泻、脚气、肌肉酸痛；②皮肤病、湿疹、荨麻疹；③失眠、头痛头晕等。

用法：①艾灸。隔物灸 30 ～ 90 分钟，温度 38 ～ 48℃；悬灸 10 ～ 20 分钟。②按摩。拇指指腹点按。

**附图 17　三阴交**

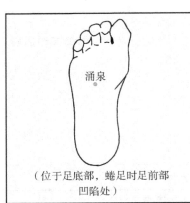

（位于足底部，蜷足时足前部凹陷处）

本穴属足少阴肾经。

主治病症：①昏厥、中暑、癫痫、小儿惊风等急症及神志病患；②头晕、头痛；③咯血、咽喉肿痛。

用法：①艾灸。隔物灸 30 ～ 70 分钟，温度 38 ～ 52 ℃；悬灸 5 ～ 10 分钟。②按摩。双手食指指腹揉按。

附图 18　涌泉

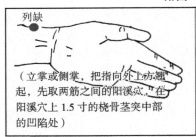

列缺

（立掌或侧掌，把指向外上方翘起，先取两筋之间的阳溪穴，在阳溪穴上 1.5 寸的桡骨茎突中部的凹陷处）

本穴属手太阴肺经。

主治病症：①咳嗽、气喘、咽喉肿痛等肺系病证；②头痛、齿痛、口眼㖞斜等头项部疾患；③颈椎病、腕关节周围软组织疾病。

用法：按摩。双手食指指腹点按。

附图 19　列缺

（位于前臂掌侧，当曲泽与大陵的连线上，腕横纹上 2 寸，掌上肌腱与桡侧腕屈肌腱之间）

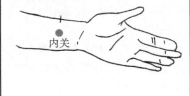

内关

本穴属手厥阴心包经。

主治病症：①心痛、心悸、胸痛、胸闷等心胸病证；②胃痛、呕吐、呃逆等胃疾；③失眠、癫痫等神志病证；④上肢痹痛、偏瘫、手指麻木等局部病证。

用法：①艾灸。隔物灸 30 ～ 50 分钟，温度 38 ～ 48 ℃；悬灸 10 ～ 20 分钟。②按摩。双手拇指或食指指腹点按。

附图 20　内关

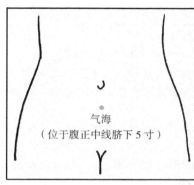

本穴属任脉。

主治病症：①腹痛、泄泻、便秘等肠腑病证；②遗尿、阳痿、遗精、月经不调、闭经、崩漏等妇科及前阴病证；③脑血管病、气喘、心痛、疝气、神经衰弱。

用法：①艾灸。隔物灸30～90分钟，温度38～50℃；悬灸10～20分钟。②按摩。食指和中指指腹点按。

气海
（位于腹正中线脐下5寸）

附图21　气海

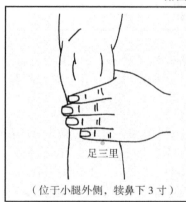

本穴属足阳明胃经。

主治病症：①胃痛、呕吐、腹胀、腹胀、痢疾、便秘等胃肠病证；②下肢痿痹；③心悸、失眠、癫狂等心脑病证；④乳痈、肠痈等外科疾患。

用法：①艾灸。隔物灸30～90分钟，温度38～52℃；悬灸10～20分钟。②按摩。拇指指腹揉按或握拳用指间关节叩击。

足三里
（位于小腿外侧，犊鼻下3寸）

附图22　足三里

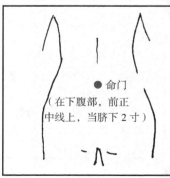

本穴属督脉。

主治病症：①遗精、阳痿等男科病；②月经不调、痛经、闭经等妇科病证；③遗尿、尿频等泌尿系疾患；④腰骶疼痛、下肢痿痹；⑤泄泻、小腹冷痛。

用法：①艾灸。隔物灸30～90分钟，温度38～52℃；悬灸10～20分钟。②按摩。食指和中指指腹揉按。

命门
（在下腹部，前正中线上，当脐下2寸）

附图23　命门

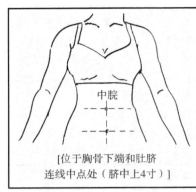

[位于胸骨下端和肚脐
连线中点处（脐中上4寸）]

本穴属任脉。

主治病症：①胃痛、腹胀、呃逆、泄泻、黄疸等脾胃病证；②癫狂、失眠；③子宫脱垂、荨麻疹、食物中毒。

用法：①艾灸。隔物灸 40～200 分钟，温度 38～52 ℃；悬灸 10～20 分钟。②按摩。食指和中指指腹揉按。

附图 24　中脘

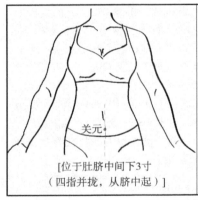

[位于肚脐中间下3寸
（四指并拢，从脐中起）]

本穴属任脉。

主治病症：①遗精、阳痿等男科病；②月经不调、痛经、闭经等妇科病证；③腹痛、泄泻、痢疾、脱肛等肠腑病证。

用法：①艾灸。隔物灸 30～90 分钟，温度 38～52 ℃；悬灸 10～20 分钟。②按摩。食指和中指指腹揉按。

附图 25　关元

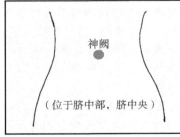

（位于脐中部，脐中央）

本穴属任脉。

主治病症：①腹痛、腹泻、痢疾、脱肛等肠道病证；②中风脱证、虚脱；③水肿、小便不利。

用法：①艾灸。隔物灸 50～200 分钟，温度 38～52℃；悬灸 10～15 分钟。②按摩。食指和中指指腹揉按。

附图 26　神阙

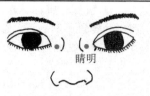

本穴属足太阳膀胱经。

主治病症：①目赤肿痛、近视等目疾；②急性腰扭伤；③心动过速。

用法：按摩。双手食指指腹揉按。

（位于目内眦角稍上方凹陷处）

附图27　睛明

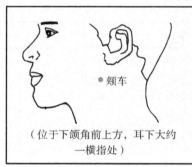

本穴属足阳明胃经。

主治病症：齿痛、牙关不利、颊肿、口角歪斜等局部病证。

用法：①艾灸。隔物灸30～40分钟，温度38～45℃；悬灸10～20分钟。②按摩。食指指腹揉按。

（位于下颌角前上方，耳下大约一横指处）

附图28　颊车

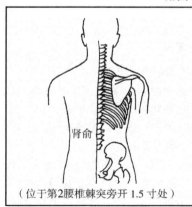

本穴属足太阳膀胱经。

主治病症：①腰痛；②遗尿、遗精、阳痿、月经不调等生殖泌尿系疾患；③耳聋、耳鸣。

用法：①艾灸。隔物灸40～90分钟，温度38～52℃；悬灸10～15分钟。②按摩。拇指指腹揉按。

（位于第2腰椎棘突旁开1.5寸处）

附图29　肾俞

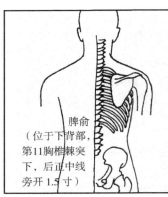

脾俞
（位于下背部，第11胸椎棘突下，后正中线旁开1.5寸）

本穴属足太阳膀胱经。

主治病症：①腹胀、腹泻、呕吐、痢疾、便血等脾胃肠腑病证；②背痛；③肾下垂、月经不调、糖尿病、肾炎、小儿夜盲、荨麻疹。

用法：①艾灸。隔物灸 30 ～ 50 分钟，温度 38 ～ 50 ℃；悬灸 10 ～ 15 分钟。②按摩。拇指指腹揉按。

附图30　脾俞

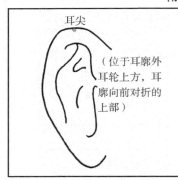

耳尖
（位于耳廓外耳轮上方，耳廓向前对折的上部）

本穴属经外奇穴。

主治病症：①目赤肿痛、暴发火眼、目翳等目疾；②咽喉肿痛；③偏、正头痛。

用法：按摩。拇指和食指指腹揉按。

附图31　耳尖

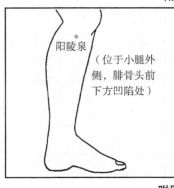

阳陵泉
（位于小腿外侧，腓骨头前下方凹陷处）

本穴属足少阳胆经。

主治病症：①黄疸、口苦、呃逆、呕吐等肝胆病证；②下肢痿痹、膝髌肿痛等下肢、膝关节疾患；③肩痛；④高血压。

用法：①艾灸。隔物灸 30 ～ 70 分钟，温度 38 ～ 50 ℃；悬灸 10 ～ 20 分钟。②按摩。食指或中指指腹揉按。

附图32　阳陵泉

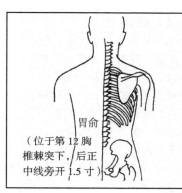

本穴属足太阳膀胱经。

主治病症：①胃脘痛、呕吐、腹胀、肠鸣等脾胃疾患；②背痛；③糖尿病、失眠、腮腺炎。

用法：①艾灸。隔物灸 30 ~ 50 分钟，温度 38 ~ 50 ℃；悬灸 10 ~ 15 分钟。②按摩。拇指指腹揉按。

胃俞
（位于第 12 胸椎棘突下，后正中线旁开 1.5 寸）

附图 33　胃俞

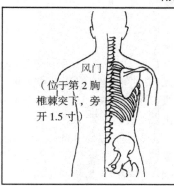

本穴属足太阳膀胱经。

主治病症：①感冒、咳嗽、发热、头痛；②胸背痛；③荨麻疹、遗尿。

用法：①艾灸。隔物灸 30 ~ 50 分钟，温度 38 ~ 50 ℃；悬灸 10 ~ 15 分钟。②按摩。拇指指腹揉按。

风门
（位于第 2 胸椎棘突下，旁开 1.5 寸）

附图 34　风门

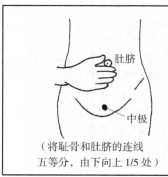

本穴属任脉。

主治病症：①痛经、月经病；②子宫内膜炎、盆腔炎、膀胱炎；③男子性功能障碍、尿潴留、前列腺炎等。

用法：①艾灸。隔物灸 30 ~ 70 分钟，温度 38 ~ 50 ℃；悬灸 5 ~ 10 分钟。②按摩。食指和中指指腹揉按。

肚脐

中极

（将耻骨和肚脐的连线五等分，由下向上 1/5 处）

附图 35　中极

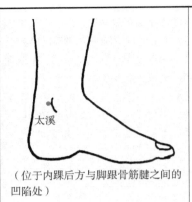

（位于内踝后方与脚跟骨筋腱之间的凹陷处）

本穴属足太阴肾经。

主治病症：①头痛、目眩、咽喉肿痛、齿痛、耳聋、耳鸣等肾虚性五官病证；②月经不调、遗精、阳痿等泌尿生殖系疾患；③腰脊痛及下肢厥冷、内踝肿痛；④气喘、胸痛、咯血等肺部疾患；⑤消渴；⑥失眠、健忘等肾精不足证。

用法：①艾灸。隔物灸 30 ~ 70 分钟，温度 38 ~ 48 ℃；悬灸 5 ~ 10 分钟。②按摩。拇指或食指指腹揉按。

附图 36　太溪

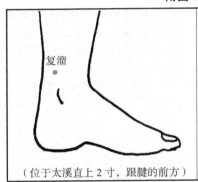

（位于太溪直上 2 寸，跟腱的前方）

本穴属足太阴肾经。

主治病症：①水肿、腹胀；②盗汗、身热无汗；③肠鸣、泄泻；④肾炎、睾丸炎、尿路感染；⑤功能失调性子宫出血、腹膜炎、痔疮。

用法：①艾灸。隔物灸 30 ~ 50 分钟，温度 38 ~ 45 ℃；悬灸 5 ~ 10 分钟。②按摩。拇指或食指指腹揉按。

附图 37　复溜

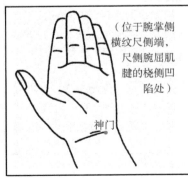

（位于腕掌侧横纹尺侧端，尺侧腕屈肌腱的桡侧凹陷处）

本穴属手少阴心经。

主治病症：①心痛、心烦、健忘、失眠、痴呆等心与神志病证；②高血压；③胸胁痛。

用法：①艾灸。悬灸 10 ~ 15 分钟。②按摩。拇指指腹揉按。

附图 38　神门

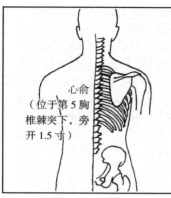

本穴属足太阳膀胱经。

主治病症：①心痛、心悸、失眠、健忘等心与神志病证；②咳嗽、吐血；③背部软组织损伤。

用法：①艾灸。隔物灸 30 ～ 50 分钟，温度 38 ～ 48 ℃；悬灸 10 ～ 15 分钟。②按摩。拇指指腹揉按。

心俞
（位于第 5 胸椎棘突下，旁开 1.5 寸）

附图 39　心俞

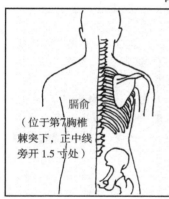

本穴属足太阳膀胱经。

主治病症：①呕吐、呃逆、气喘、吐血等上逆之证；②贫血；③皮肤瘙痒；④潮热、盗汗。

用法：①艾灸。隔物灸 30 ～ 50 分钟，温度 38 ～ 50 ℃；悬灸 10 ～ 15 分钟。②按摩。拇指指腹揉按。

膈俞
（位于第 7 胸椎棘突下，正中线旁开 1.5 寸处）

附图 40　膈俞

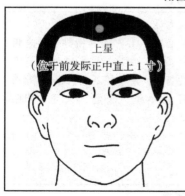

本穴属督脉。

主治病症：①头痛、眩晕、神经衰弱；②鼻衄、目赤肿痛、迎风流泪；③疟疾、热病。

用法：①艾灸。隔物灸 20 ～ 50 分钟，温度 38 ～ 48 ℃；悬灸 5 ～ 10 分钟。②按摩。食指和中指指腹揉按。

上星
（位于前发际正中直上 1 寸）

附图 41　上星

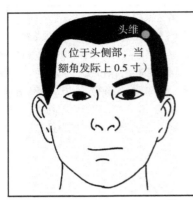

（位于头侧部，当额角发际上 0.5 寸）

头维

本穴属足阳明胃经。

主治病症：①头痛、眩晕；②目眩、结膜炎、视力减退；③高血压。

用法：①艾灸。隔物灸 20 分钟，温度 38 ～ 42 ℃；悬灸 5 ～ 10 分钟。②按摩。食指和中指指腹揉按。

**附图 42　头维**

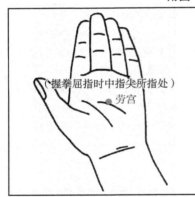

（握拳屈指时中指尖所指处）

劳宫

本穴属手厥阴心包经。

主治病症：①心痛、心悸；②口臭、黄疸、食欲不振；③手指麻木；④高血压。

用法：①艾灸。隔物灸 20 ～ 40 分钟，温度 38 ～ 50 ℃；悬灸 5 ～ 10 分钟。②按摩。拇指或食指指腹揉按。

**附图 43　劳宫**

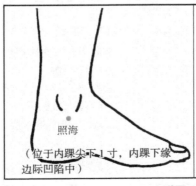

照海

（位于内踝尖下 1 寸，内踝下缘边际凹陷中）

本穴属足少阴肾经。

主治病症：①失眠等精神、神志疾患；②咽干咽痛、目齿肿痛等五官热性病证；③小便不利、小便频数；④月经不调、痛经等妇科病证；⑤下肢痿痹。

用法：①艾灸。隔物灸 30 ～ 50 分钟，温度 38 ～ 48 ℃；悬灸 5 ～ 10 分钟。②按摩。拇指或食指指腹揉按。

**附图 44　照海**

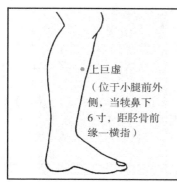

本穴属足阳明胃经。

主治病症：①肠鸣、腹痛、腹泻、便秘等肠胃疾患；②下肢痿痹。

用法：①艾灸。隔物灸 30 ～ 60 分钟，温度 38 ～ 50 ℃；悬灸 10 ～ 20 分钟。②按摩。拇指指腹揉按或握拳用指间关节叩击。

上巨虚
（位于小腿前外侧，当犊鼻下 6 寸，距胫骨前缘一横指）

附图45　上巨虚

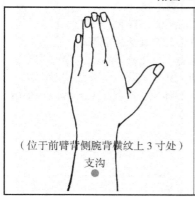

本穴属手少阳三焦经。

主治病症：①耳聋、耳鸣；②便秘；③心绞痛、心肌炎。

用法：①艾灸。隔物灸 30 ～ 50 分钟，温度 38 ～ 48 ℃；悬灸 10 ～ 20 分钟。②按摩。拇指或食指指腹揉按。

（位于前臂背侧腕背横纹上 3 寸处）
支沟

附图46　支沟

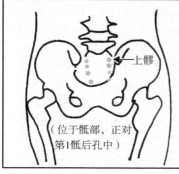

本穴属足太阳膀胱经。

主治病症：①月经不调等妇科病证；②遗精、阳痿；③大小便不利、腰骶痛。

用法：①艾灸。隔物灸 30 ～ 60 分钟，温度 38 ～ 50 ℃；悬灸 10 ～ 15 分钟。②按摩。拇指指腹揉按。

上髎
（位于骶部，正对第1骶后孔中）

附图47　上髎

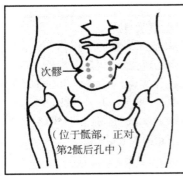

次髎 ←

（位于骶部，正对第2骶后孔中）

本穴属足太阳膀胱经。

主治病症：①遗精、睾丸炎；②月经不调、痛经等妇科疾患；③小便不利；④疝气；⑤腰骶痛、下肢痿痹。

用法：①艾灸。隔物灸 30 ～ 60 分钟，温度 38 ～ 50 ℃；悬灸 10 ～ 15 分钟。②按摩。拇指指腹揉按。

附图 48　次髎

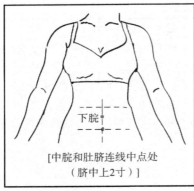

下脘

[中脘和肚脐连线中点处（脐中上2寸）]

本穴属任脉。

主治病症：腹痛、腹胀、食谷不化、呃逆、腹泻等胃肠病证。

用法：①艾灸。隔物灸 30 ～ 70 分钟，温度 38 ～ 50 ℃；悬灸 10 ～ 20 分钟。②按摩。食指和中指指腹揉按。

附图 49　下脘

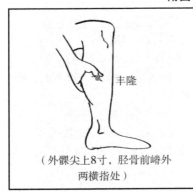

丰隆

（外踝尖上8寸，胫骨前嵴外两横指处）

本穴属足阳明胃经。

主治病症：①头痛、眩晕；②咳嗽痰多等痰饮病证；③癫狂；④下肢痿痹；⑤高血压、脑出血、脑血管病后遗症；⑥肝炎、阑尾炎、便秘。

用法：①艾灸。隔物灸 30 ～ 60 分钟，温度 38 ～ 52 ℃；悬灸 10 ～ 20 分钟。②按摩。拇指指腹揉按或握拳用指间关节叩击。

附图 50　丰隆

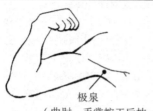

极泉
（曲肘，手掌按于后枕，
位于腋窝中部有动脉搏动处）

本穴属手少阴心经。

主治病症：①心痛、心悸等心疾；②肩臂疼痛、臂丛神经损伤；③腋臭。

用法：①艾灸。隔物灸 20 ～ 30 分钟，温度 38 ～ 48 ℃；悬灸 5 ～ 10 分钟。②按摩。拇指指腹弹拨。

附图 51　极泉

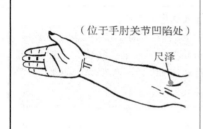

（位于手肘关节凹陷处）

尺泽

本穴属手太阴肺经。

主治病症：①咳嗽、气喘、咯血、咽喉肿痛等肺系病证；②肘臂挛痛；③急性吐泻、中暑、小儿惊风；④小便失禁。

用法：①艾灸。隔物灸 30 ～ 40 分钟，温度 38 ～ 45 ℃；悬灸 10 ～ 20 分钟。②按摩。食指放在中指上，中指指腹揉按。

附图 52　尺泽

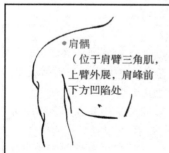

•肩髃
（位于肩臂三角肌，
上臂外展，肩峰前
下方凹陷处

本穴属手阳明大肠经。

主治病症：肩臂挛痛、上肢不遂等肩、上肢病证。

用法：①艾灸。隔物灸 20 ～ 30 分钟，温度 38 ～ 45 ℃；悬灸 5 ～ 15 分钟。②按摩。拇指指腹揉按。

附图 53　肩髃

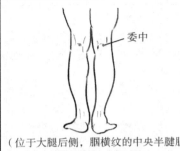

本穴属足太阳膀胱经。

主治病症：①腰脊痛、下肢痿痹等腰及下肢病证；②腹痛、急性吐泻；③遗尿、小便不利；④丹毒。

用法：①艾灸。隔物灸 30 ～ 40 分钟，温度 38 ～ 45 ℃；悬灸 10 ～ 15 分钟。②按摩。拇指指腹揉按。

（位于大腿后侧，腘横纹的中央半腱肌肌腱与股二头肌肌腱中央）

**附图 54　委中**

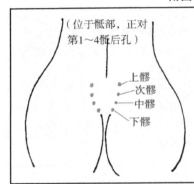

（位于骶部，正对第 1～4 骶后孔）

上髎
次髎
中髎
下髎

本穴属经外奇穴。

主治病症：腰骶部疾病、下腰痛、坐骨神经痛、下肢痿痹、小便不利、月经不调、小腹胀痛、盆腔炎等病证。

用法：艾灸。隔物灸 30 ～ 70 分钟，温度 38 ～ 48 ℃；悬灸 10 ～ 15 分钟。

**附图 55　八髎（穴位合称）**

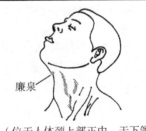

廉泉

本穴属任脉。

主治病症：①口腔炎、舌炎、口舌生疮；②脑血管后遗症、声带麻痹、舌根部肌肉萎缩。

用法：①艾灸。隔物灸 20 ～ 30 分钟，温度 38 ～ 45 ℃；悬灸 5 ～ 10 分钟。②按摩。食指和中指指腹揉按。

（位于人体颈上部正中，于下颌下缘与舌骨体之间，下颌下缘 1 寸的凹陷处）

**附图 56　廉泉**

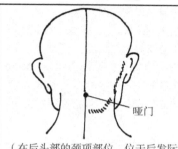

本穴属督脉。

主治病症：①头痛；②癫痫、脑膜炎、脊髓炎。

用法：①艾灸。隔物灸 20 ～ 40 分钟，温度 38 ～ 48 ℃；悬灸 10 ～ 20 分钟。②按摩。食指和中指指腹揉按。

（在后头部的颈项部位，位于后发际正中直上 0.5 寸，第 1 颈椎下）

附图 57　哑门

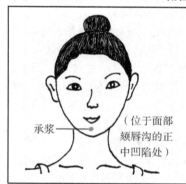

本穴属任脉。

主治病症：①口歪、齿龈肿痛、流涎、口舌生疮等口面病证；②癫痫。

用法：①艾灸。隔物灸 20 ～ 30 分钟，温度 38 ～ 45 ℃；悬灸 5 ～ 10 分钟。②按摩。食指和中指指腹揉按。

承浆

（位于面部颏唇沟的正中凹陷处）

附图 58　承浆

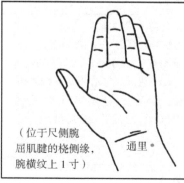

本穴属手少阴心经。

主治病症：①心悸等心病；②腕臂痛；③扁桃体炎、咳嗽、气喘；④胃出血；⑤子宫内膜炎。

用法：①艾灸。悬灸 10 ～ 20 分钟。②按摩。拇指指腹揉按。

（位于尺侧腕屈肌腱的桡侧缘，腕横纹上 1 寸）

通里

附图 59　通里

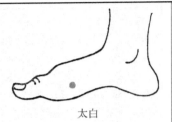

太白

（位于脚底内侧边缘，第1跖骨小头后下方的凹陷处，即脚内侧边缘靠近大脚趾处）

本穴属足太阴脾经。

主治病症：肠鸣、腹胀、腹泻、胃痛、便秘等脾胃病证。

用法：①艾灸。隔物灸 30 ～ 50 分钟，温度 38 ～ 48 ℃；悬灸 5 ～ 10 分钟。②按摩。拇指指腹揉按。

附图 60　太白

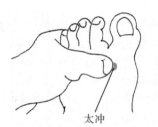

太冲

（在足背上，位于第 1、2 跖骨结合部前方的凹陷处）

本穴属足厥阴肝经。

主治病症：①头痛、眩晕、目赤肿痛、口歪等头面五官病证；②中风、癫痫、小儿惊风；③黄疸、呃逆、腹胀等肝胃病证；④月经不调、痛经等妇科疾患；⑤遗尿；⑥下肢痿痹。

用法：①艾灸。隔物灸 30 ～ 70 分钟，温度 38 ～ 48 ℃；悬灸 10 ～ 20 分钟。②按摩。食指和中指指腹揉按。

附图 61　太冲

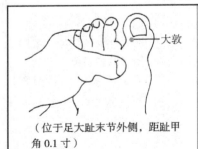

大敦

（位于足大趾末节外侧，距趾甲角 0.1 寸）

本穴属足厥阴肝经。

主治病症：①疝气；②经闭、遗尿、小便不利；③癫痫；④胃脘痛、便秘；⑤心绞痛、冠心病；⑥糖尿病。

用法：①艾灸。悬灸 5 ～ 10 分钟。②按摩。拇指指甲切按此处。

附图 62　大敦

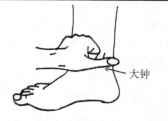

本穴属足少阴肾经。

主治病症：①遗尿；②月经不调；③足跟痛；④气喘、咯血；⑤咽痛、口腔炎、食道狭窄、便秘、痢疾。

用法：①艾灸。隔物灸 30 ～ 50 分钟，温度 38 ～ 48 ℃；悬灸 5 ～ 10 分钟。②按摩。拇指或食指指腹揉按。

（在足内侧，内踝后下方，当跟腱附着部的内侧前方凹陷处）

附图 63　大钟

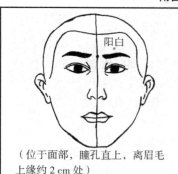

本穴属足少阳胆经。

主治病症：目赤肿痛、眼睑下垂、口眼㖞斜、头痛等头目疾患。

用法：①艾灸。隔物灸 30 ～ 40 分钟，温度 38 ～ 48 ℃；悬灸 5 ～ 10 分钟。②按摩。食指或中指指腹揉按。

（位于面部，瞳孔直上，离眉毛上缘约 2 cm 处）

附图 64　阳白

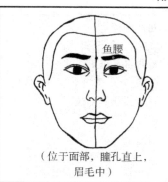

本穴属经外奇穴。

主治病症：①目赤肿痛、目翳、眼睑下垂等目部病证；②面神经麻痹、三叉神经痛。

用法：按摩。双手拇指重叠，以指腹揉按。

（位于面部，瞳孔直上，眉毛中）

附图 65　鱼腰

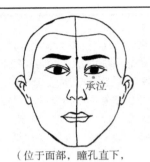

本穴属足阳明胃经。

主治病症：①迎风流泪、视物不清等目疾；②口眼㖞斜、面肌痉挛、眶下神经痛。

用法：按摩。拇指放于太阳穴处，用食指桡侧缘刮下眼眶。

（位于面部，瞳孔直下，当眼球与眶下缘之间）

**附图66　承泣**

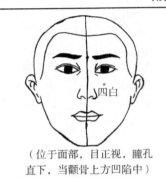

本穴属足阳明胃经。

主治病症：①目赤眼痛等目疾；②口眼歪斜、面痛、面肌痉挛；③头痛、眩晕；④胆道蛔虫病。

用法：按摩。食指指腹揉按。

（位于面部，目正视，瞳孔直下，当颧骨上方凹陷中）

**附图67　四白**

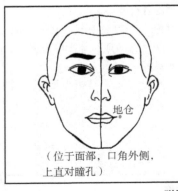

本穴属足阳明胃经。

主治病症：口角歪斜、流涎、三叉神经痛等局部病证。

用法：①艾灸。悬灸5～10分钟。②按摩。食指指腹揉按。

（位于面部，口角外侧，上直对瞳孔）

**附图68　地仓**

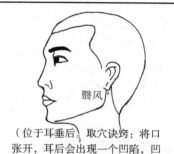

（位于耳垂后。取穴诀窍：将口张开，耳后会出现一个凹陷，凹陷正中处即是该穴）

本穴属手少阳三焦经。

主治病症：①口眼㖞斜、牙关紧闭、耳鸣、耳聋等头面五官疾患；②腮腺炎；③膈肌痉挛。

用法：①艾灸。隔物灸 30 ～ 40 分钟，温度 38 ～ 45 ℃；悬灸 5 ～ 10 分钟。②按摩。拇指或食指指腹揉按。

附图 69　翳风

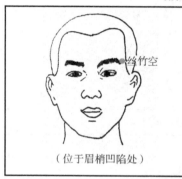

（位于眉梢凹陷处）

本穴属手少阳三焦经。

主治病症：①目赤肿痛；②头痛、齿痛；③癫痫。

用法：按摩。拇指或食指指腹揉按。

附图 70　丝竹空

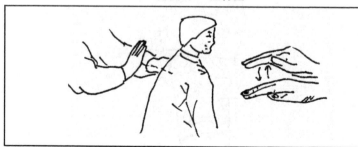

附图 71　胸背部叩击

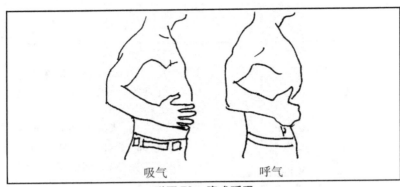

吸气　　　　　呼气

附图 72　腹式呼吸

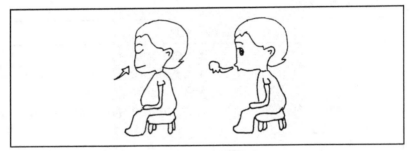

附图 73　缩唇呼吸

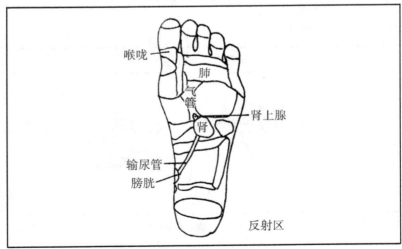

喉咙

肺

气管

肾上腺

肾

输尿管

膀胱

反射区

附图 74　足底反射区

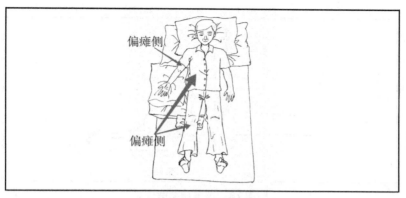

附图 75　仰卧位

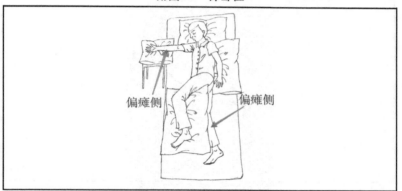

附图 76　患侧卧位

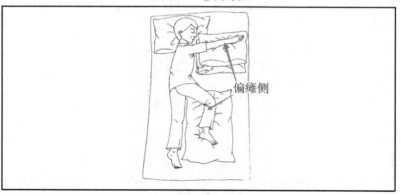

附图 77　健侧卧位

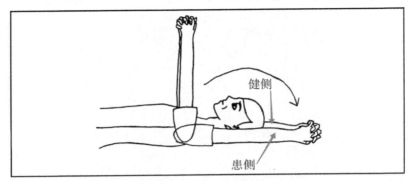

健侧

患侧

**附图 78　改善肩关节僵硬**

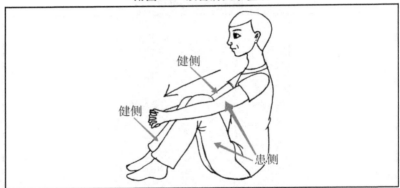

健侧

健侧

患侧

**附图 79　改善前臂伸肌挛缩**

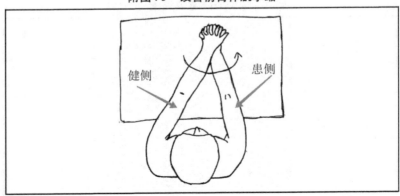

健侧

患侧

**附图 80　前臂旋转**

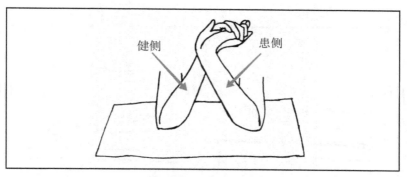

附图81　手腕背屈

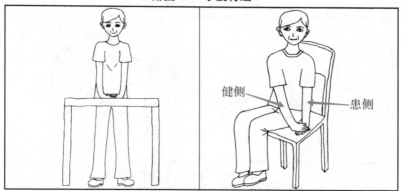

附图82　改善腕、指、肘屈肌挛缩

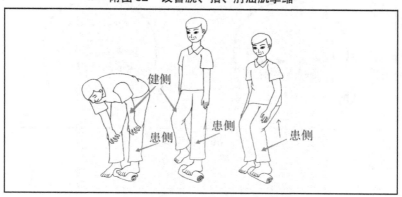

附图83　改善跟腱缩短和足趾屈曲

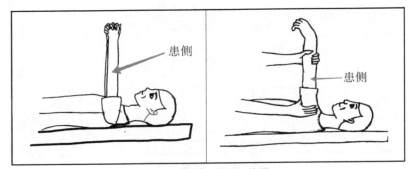

附图 84  患臂水平外展

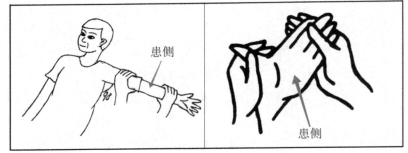

附图 85  患臂水平外展

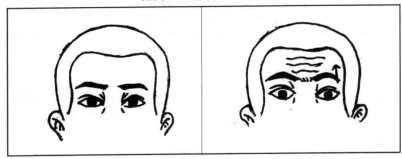

附图 86  抬眉训练

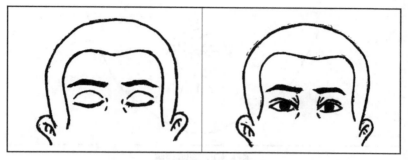

附图 87　闭眼训练

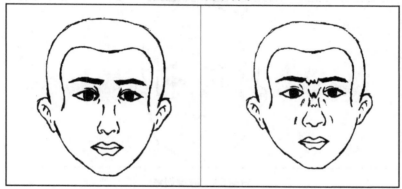

附图 88　耸鼻训练

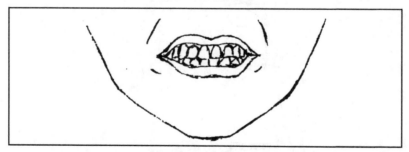

附图 89　示齿训练

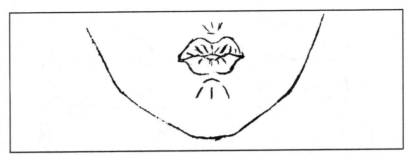

附图90　努嘴训练

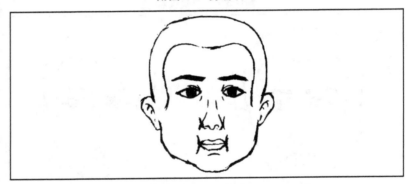

附图91　鼓腮训练

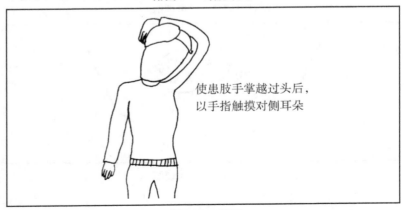

使患肢手掌越过头后，以手指触摸对侧耳朵

附图92　摸耳

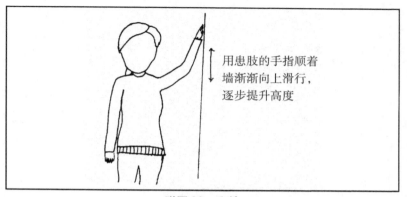

用患肢的手指顺着
墙渐渐向上滑行，
逐步提升高度

附图 93　爬墙

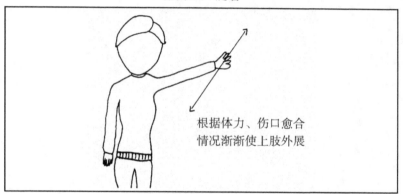

根据体力、伤口愈合
情况渐渐使上肢外展

附图 94　外展

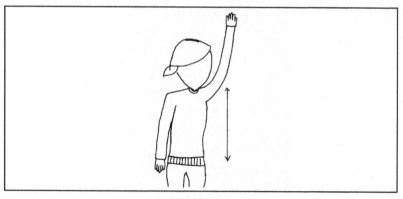

附图 95　上举